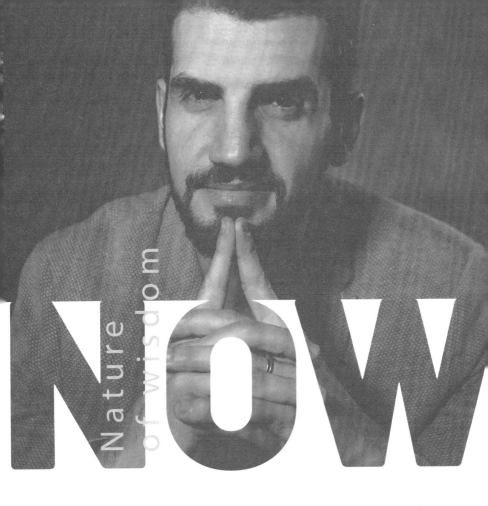

NOW
Nature of wisdom

CB040173

NATUREZA
DA SABEDORIA

Copyright© 2018 by Literare Books International
Todos os direitos desta edição são reservados à Literare Books International.

Presidente:
Mauricio Sita

Capa:
Patrícia Heuser

Diagramação e projeto gráfico:
Lucas Chagas

Revisão:
Camila Oliveira

Revisão artística:
Edilson Menezes

Diretora de projetos:
Gleide Santos

Diretora de operações:
Alessandra Ksenhuck

Diretora executiva:
Julyana Rosa

Relacionamento com o cliente:
Claudia Pires

Impressão:
Epecê

**Dados Internacionais de Catalogação na Publicação (CIP)
(eDOC BRASIL, Belo Horizonte/MG)**

B751n Bottega, Everton.
   N.O.W. Natureza da sabedoria: como superar adversidades, adotar a nutrição ideal, o treino correto, sono reparador e atingir a merecida transformação física e mental / Everton Bottega. – São Paulo (SP): Literare Books International, 2018.
   112 p. : 14 x 21 cm

   ISBN 978-85-9455-127-6

   1. Estilo de vida – Aspectos da saúde. 2. Hábitos de saúde. 3. Mudança de hábitos. I. Título.
   CDD 613

Elaborado por Maurício Amormino Júnior – CRB6/2422

Literare Books International
Rua Antônio Augusto Covello, 472 – Vila Mariana – São Paulo, SP
CEP 01550-060
Fone/fax: (0**11) 2659-0968
site: www.literarebooks.com.br
e-mail: literare@literarebooks.com.br

AGRADECIMENTOS

Antes de conquistar um sonho e atingir resultados maiores, é preciso acreditar em si e, humildemente, ter a ajuda de pessoas especiais. Deixo aqui registrado o meu generalizado agradecimento a todos que estiveram presentes, de certa forma, em mais uma das minhas conquistas, o livro que está em suas mãos.

Para abrir a caixa da gratidão, começo agradecendo ao Ser Superior que, em minha crença, é um poder supremo, em que, de fato, colocamos a nossa fé. Alguns chamam de Deus, Buda, Universo, enfim, seja qual for o nome, eu chamo de fé em algo maior do que a gente. Gratidão por me fazer "sentir maior" em momentos difíceis e alimentar o meu potencial. O Seu poder, verdadeiramente, faz milagres e o meu livro explica o motivo pelo qual me considero um desses milagres.

Agradeço, imensamente, aos meus pais, a razão de minha existência; minha mãe, Clari de Fatima Bottega, que me ensina até hoje e, ao meu pai, Itacir Bottega, que mantém sua energia sempre "a milhão", independentemente das situações.

Agradeço ao meu irmão, que me serviu, por muitos anos, como inspiração, por sua tamanha dedicação aos estudos. Não é à toa que o seu sucesso reflete em sua vida.

Agradeço a todos que estiveram presentes em minha jornada até aqui, desde aqueles que duvidaram da minha capacidade, até os que me motivaram a seguir. Gratidão aos dois perfis, pois tanto na dor, quanto no amor, pude achar o ponto de evolução e prosseguir rumo ao meu propósito.

Obrigado, meu consultor literário, Edilson Menezes, que pôde fazer este livro se tornar uma realidade, me deixando sempre seguro para escrever a obra.

Obrigado, meus mentores:

Massaru Ogata, grande mestre de desenvolvimento comportamental. Serei eternamente grato a você, professor.

Ao grande amigo e treinador, Geovani Martins, que acreditou em minha primeira competição no fisiculturismo.

Ao grande Anthony Robbins, que serviu e ainda serve de inspiração ao meu projeto, como palestrante e estrategista de vida.

E, para a grande razão de meu viver, o meu agradecimento e amor incondicional, à esposa, Vanessa Cassiano Bottega, a eterna linda. Nos piores momentos de minha vida, quando pensei, até mesmo, em desistir da carreira, ela segurou em minha mão e me jogou para cima, de uma forma que, até hoje, quando penso em parar ou pausar algo, ainda me lembro de suas palavras: "Teu potencial é muito maior que isso e tu vais conquistar todos os sonhos. Jamais te deixarei pensar pequeno!".

E, para encerrar, ao meu filho, um bebê que, embora não tenha sequer um ano completo, já me ensina muito. Eu te amo de forma incalculável e este livro é para você. Que as minhas experiências sirvam de inspiração e motivação para a sua vida, traduzam força para as suas incertezas e iluminem os obstáculos dos seus sonhos!

PREFÁCIO

Em 1996, quando tinha apenas 15 anos, assistindo uma palestra do Prof. Waldemar Guimarães sobre treinamento e nutrição, descobri que aquela seria a minha missão no futuro: ajudar a vida das pessoas por meio de palestras, artigos e livros. Acredito que gostar de falar em público, escrever e compartilhar o conhecimento seja um dom que nem todos têm, por maior que seja a capacidade intelectual. E, naquele dia, naquela palestra, visualizei esse dom em mim.

Já formado em nutrição, no ano de 2005, na cidade de Porto Alegre/RS, em conjunto com a minha inspiração profissional, o Prof. Waldemar, ministrei uma das minhas primeiras palestras importantes no Brasil e, na plateia, um rapaz em começo de carreira teve a mesma sensação que eu, lá no passado; a sensação de poder mudar a vida de milhares de pessoas com o dom da palavra e da escrita.

Dez anos mais tarde, em 2015, tive a honra de palestrar com esse profissional e conhecer a sua história. Desde então, foram várias palestras em conjunto, e hoje, também aprendo muito com ele.

Éverton não apenas possui um grande conhecimento sobre treinamento e nutrição, ele, principalmente, tem o dom da palavra, da comunicação. Consegue transmitir o conteúdo de maneira didática, carismática e agradável. É impossível assistir a sua aula e sair sem a sensação de, realmente, poder conquistar qualquer objetivo, pois sem motivação e sem confiança, de nada adianta um grande conhecimento. É o mesmo que ter um supercarro na garagem e não gostar de dirigir.

Para mudar o seu corpo, você precisa gostar de viver para desejar desfrutar melhor a vida. Mas, muitas circunstâncias de origem emocional nos fazem, muitas vezes, perder esse desejo. Pois ele deve ser trabalhado diariamente, buscando objetivos e metas diárias, seja na vida pessoal, acadêmica ou profissional. A grande conquista não é chegar ao objetivo, mas curtir o processo e vibrar com cada conquista. Levantar após cada queda, superar a negatividade de muitas pessoas ao redor e nunca perder a motivação em viver cada dia.

Sem essa motivação, você terá milhões e será pobre; terá beleza e será feio; terá amigos e se sentirá sozinho. Se você deseja mudar o seu corpo, mude primeiro a sua mente. O conhecimento em exercício e nutrição será apenas um dos pilares. Mas, o principal está dentro de você! O conhecimento deve ser transmitido, só assim existirá evolução. Uma geração tende a superar a outra. Certa vez, bem no início da minha carreira, fiz um comentário infeliz para o Prof. Waldemar Guimarães, mas esse foi um grande aprendizado. Disse que o meu objetivo seria chegar pelo menos na metade de onde ele chegou. Fui repreendido de imediato:

— Se estou passando todo o meu conhecimento para você, garoto, o mínimo que tem a fazer é chegar muito mais longe do que eu. Evolução é isso!

E o mesmo eu digo ao Éverton. Que este seja, apenas, o primeiro de uma coleção enorme de livros. Façam todos uma ótima leitura!

Rodolfo Peres, nutricionista

SUMÁRIO

PASSO UM, A MILHÃO: p. 15
O COMEÇO

p. 29 **PASSO DOIS, A MILHÃO:**
A FORÇA

PASSO TRÊS, A MILHÃO: p. 47
DESCANSO

p. 55 **PASSO QUATRO, A MILHÃO:**
AOS AMIGOS DE PROFISSÃO

PASSO CINCO, A MILHÃO: p. 63
EQUILÍBRIO DA VIDA

p. 73 **PASSO SEIS, A MILHÃO:**
O PODER DA "PONTE AO FUTURO"

PASSO SETE, A MILHÃO: p. 83
IDADE CRONOLÓGICA X IDADE BIOLÓGICA
ENVELHECER - RENOVAR - REJUVENESCER

p. 93 **PASSO DOIS, A MILHÃO:**
OS DEZ MANDAMENTOS DA NUTRIÇÃO
EQUILIBRADA,DO TREINAMENTO FÍSICO DE
QUALIDADE E DO DESCANSO ADEQUADO

PASSO UM, A MILHÃO:

O COMEÇO

Desista dos críticos e não dos sonhos

Vou contar a breve história de um menino que sofreu muito preconceito por sua aparência, que aprendeu, por meio da própria dor e do isolamento, a importância de acreditar em si, evoluiu e alcançou seus sonhos.

Em nossa sombra, está nossa maior luz.

Antes de contar a história de B.E.V., aí vai uma dica: você vai ler, em várias ocasiões, a expressão "a milhão". É uma provocação positiva. A cada instante em que se deparar com ela, pense em algo: vá a milhão em busca de qualquer objetivo da vida, mas tenha a calma de cumprir os objetivos físicos lentamente. E, de volta ao protagonista da história:

B.E.V., um garoto de nove anos, vivenciava obesidade infantil grau 1. Sofria *bullying* na escola. Sua aparência física era diferente da dos colegas. Teve vários apelidos pejorativos, como *Banha, Geleia, Gordo, Nhonho, Chupeta de baleia*, entre vários outros. Para uma criança de nove anos, esse tipo de tratamento era algo realmente traumático, tanto que o deixou triste e isolado na escola.

Sentia timidez e vergonha por ser tão gordo e sempre menosprezado pelos colegas, amigos e até mesmo por alguns familiares. B.E.V. nunca botava para fora a tristeza, a raiva ou até mesmo os medos. Guardava dentro de si o sentimento de que apenas quem sofre ou já passou por algum tipo de discriminação pode entender a dimensão. Aos poucos, B.E.V. entrava pelos perigosos portões da depressão.

Alguns anos se passaram. O sofrimento, a discriminação e os apelidos se avolumaram e, cada novo dia parecia ser pior do que o anterior. Quando B.E.V. completou 12 anos, uma nova dor surgiu e gerou outro isolamento: a descoberta.

Nesta idade, sabemos que a adolescência revela a fase de explorar o que é novo, curioso e prazeroso. A sexualidade aflora, os hormônios se alteram e outras mudanças acontecem. Começa o período em que meninos e meninas se conhecem melhor, se relacionam com pequenos "namorinhos" e "ficadas"[1].

Infelizmente, para B.E.V., isso não acontecia. Era rejeitado pelas meninas. Por mais que tentasse se aproximar, sempre sofria recusa e, no íntimo, creditava à sua

---

1. Ficar – expressão usada, principalmente, pelos mais jovens, para definir uma relação fugaz, sem compromisso duradouro.

aparência o insucesso com as garotas. Tudo isso só fazia B.E.V. sentir-se mais triste, com raiva e medo de mudar. No início, ainda não entendia muito bem qual era o motivo de ser tão discriminado e desrespeitado. Muitas vezes, se perguntava por que aquilo só acontecia com ele. Ainda no período de descobertas, B.E.V. experimentou outra desavença. Ao fazer uma viagem, trouxe um presente para simbolizar todo o seu carinho por uma garota que considerava especial e que, de certa forma, havia conquistado a sua paixão inocente. Ao entregar o presente, foi rejeitado por aquela pessoa tão especial para ele. Novamente, sofreu com piadas e brincadeiras "pesadas" nos grupos de adolescentes. O seu ato inocente de afeto gerou imediato arrependimento e, poucos dias depois, testemunhou a pessoa especial começar um namorinho com o seu amigo.

Assim, B.E.V. teve que se segurar firme na embarcação da vida, enquanto a primeira onda da mágoa dos relacionamentos afetivos atacava o barco de sua existência. Novamente, voltou a se isolar, triste, frustrado e, até mesmo, com um pouquinho de raiva. Quem poderia julgá-lo por sentir-se assim?

Cansado dos apelidos, das risadinhas discretas, dos cochichos entre as meninas, e determinado a mudar o curso de sua história, foi aos 12 anos que B.E.V., finalmente, colocou o pé no freio do carro desgovernado que era a sua saúde física, até aquele instante.

Algo mudou dentro dele, como se uma súbita maturidade denunciasse a verdade há muito escondida. Dessa vez, realmente começou a se dar conta de que a aparência física era o núcleo de todos aqueles anos de preconceitos.

Começou a buscar informações sobre mudanças físicas em revistas de treinamento físico e alimentação. Assistia aos programas de esporte e qualidade de vida. Tudo, enfim, que gerasse informação e educação física, atraía a sua atenção.

Naquela época, entre 1997 e 1998, não existia *Internet* e pouco se falava em academias com orientações precisas e treinadores qualificados. B.E.V. resolveu fazer atividade física e controlar, por sua própria conta e risco, a alimentação. Segundo o que aprendera em suas leituras e pesquisas, buscou alimentos mais saudáveis.

O pouco conhecimento que tinha na área, porém, o fez acreditar que perder gordura previa parar de comer. Seu pensamento era: "Se eu preciso queimar calorias, então, por que devo ingeri-las? Vou parar de comer e fazer exercícios físicos, assim terei resultados melhores".

Infelizmente, para alguns adolescentes como B.E.V., essa forma de pensar é comum e muitos desenvolvem anorexia ou bulimia.

Com a crença inadvertida e o pensamento errado, treinar sem ordem e alimentar-se sem critério comprometeria a saúde, mas para um adolescente de 12 anos, que não entendia o processo fisiológico do corpo e só conhecia os dissabores de uma infância de obesidade grau 1, sua crença representava, para si, uma grande verdade.

Felizmente, não conseguia ficar muitas horas sem comer. Bastava ter um alimento saboroso e B.E.V. o atacava. Como ficava horas em jejum, acabava por ingerir bem mais calorias do que precisava e quando percebia, engordava novamente e "encontrava" os quilos perdidos.

Entre tantas tentativas de emagrecer, o famoso "efeito sanfona", portanto, estava sempre presente. Começou a treinar o corpo com maior frequência. Passou a fazer corridas e também sentia o suor escorrer durante as pedaladas na bicicleta ergométrica. Investia no treino abdominal e fazia diversas flexões.

Estava prestes a entrar no estirão do crescimento, aquela fase em que o adolescente começa a gastar muita caloria e perder bastante peso, devido ao crescimento constante. Isso ajudaria em seu propósito de ter uma nova vida.

A vida já provou que pode ser irônica e até sarcástica. B.E.V. experimentaria uma parcela desses reveses que a existência propõe.

Estava focado. Entre a alimentação, os exercícios frequentes e o efeito-estirão, B.E.V. se deparou com essa ironia e sarcasmo: começou a emagrecer muito.

Ainda assim, se sentia muito melhor do que nos dias em que o excesso de peso atrapalhava sua vida. Mas, infelizmente, apareceram os novos "colegas" e começaram novamente a colocar apelidos, dessa vez, relacionados a sua forma física magra: *Esqueleto, Pescoço, Seco, Magrelo, Palito de Dente.*

Apenas por um breve instante isso o deixou triste, irritado e com medo. Mas B.E.V. era outro cara, disposto a crescer, com a autoestima restabelecida e decidido a evoluir. Assim, não deixou que os novos apelidos afetassem a sua jornada.

Começou, então, a buscar um novo estímulo. Tinha perdido o excesso de gordura corporal e encontrou no treino da musculação o recurso para aumentar a massa muscular. Só tinha uma coisa que B.E.V. não permitiria mais entrar em sua vida pela porta da frente: o *bullying*; ou pela porta dos fundos, por meio de sua própria permissão: a obesidade.

A área parecia cada vez mais apaixonante. Dedicava-se muito e aprendia com facilidade. B.E.V. se identificou tanto com a área de treinamento físico, que resolveu matricular-se, aos 16 anos, na faculdade de Educação Física. Tudo que aprendia nos estudos colocava em prática no corpo, avaliando os resultados adquiridos.

Não faltou instrutor e até frequentador da academia que menosprezasse seus conhecimentos, mas B.E.V. se manteve focado na jornada da evolução. Quando se formou, mesmo com tantas técnicas de treinamento, percebeu que ainda faltava algo para melhorar, ampliar seu conhecimento e otimizar os resultados físicos. Resolveu buscar tudo isso em outra área importantíssima para essa evolução, a nutrição.

Ao iniciar a faculdade de nutrição, a transformação no corpo de B.E.V. já era visível. Por onde andava, despertava atenção. Muitas pessoas o procuraram, queriam ser treinadas e orientadas, buscavam melhorar seu aspecto físico, da mesma maneira que ele conseguiu.

Foi nessa ocasião que a vida, outra vez, mostrou a B.E.V. sua faceta irônica. Uma das pessoas que o procurou foi C.L.M., dos tempos de colégio. C.L.M. ficou impressionado quando viu, de perto, a evolução física de B.E.V. e depois de demonstrar um certo constrangimento, apertou-lhe a mão e disse:

— B.E.V., quando soube do sucesso que você conseguiu com a condição física, resolvi te procurar. Na época em que estudamos juntos, você sabe muito bem que eu fui uma daquelas pessoas que te tratou por apelidos. Hoje, o *Banha, Geleia, Gordo*, como você pode ver, sou eu. Se puder aceitar as minhas desculpas, gostaria de ser um de seus alunos. O mundo dá voltas e eu estou de volta!

B.E.V. emocionou-se e aceitou o pedido:

— C.L.M., só o presente e o futuro importam. Seja bem-vindo!

Durante a faculdade de nutrição, B.E.V. passou a estudar, ainda mais, o fisiculturismo, sem saber que iniciava ali uma jornada gloriosa na carreira, na modalidade e no esporte. Por esses dias, queria mesmo aprender e entender como as pessoas ficavam musculosas e definidas.

Aprofundou-se nos estudos, dedicou-se tanto, que despertou a vontade de competir, de mostrar e colocar à prova a evolução de seu físico, após longos anos de treino, dieta, lutas, e muita, muita resiliência.

Aos 24 anos, B.E.V. percebeu que seus esforços e pesquisas surtiram um efeito além das expectativas. Seu corpo não era mais obeso (gordo), tampouco magro, e a musculatura atingira o nível de competição exigido pelo fisiculturismo.

Quando anunciou que se dedicaria com afinco às competições de fisiculturismo, novamente, B.E.V. esbarrou, logo de cara, com a descrença, a discriminação e o desrespeito. Escutou repetidas e diversas alegações:

"Você nunca vai ter condições para subir num palco de competição!"

"Você não nasceu para isso. Nem tente; é para poucos!"

"É melhor cair fora agora, enquanto nem começou, assim não vai perder tempo!"

"Tu jamais serás um campeão!"

Dessa vez, B.E.V. estava amadurecido. Acumulava experiência com o negativismo, desde criança. As suas três maiores emoções, guardadas e escondidas em seu interior; a raiva, a tristeza e o medo explodiram positivamente.

Já possuía muita força física. Era o instante preciso para armar-se com o máximo da força mental. Mudou sua atitude, armou-se de vigor e resiliência e nutriu o pensamento que resultaria em muitas vitórias:

"Meu foco é treinar como gigante, correr como velocista, me alimentar com excelência. A cada palavra que ouvir, pedindo que eu desista, farei uma série a mais por treino. A cada palavra de desrespeito, vou correr mais rápido. A cada pessoa que duvidar da minha capacidade de competir, me encherei de força para comer o que é preciso, mesmo sem fome".

Tudo isso trouxe força a B.E.V. de tal maneira que, dificilmente, ninguém impediria sua jornada em busca da vitória.

Antes de um grande evento que pode mudar o curso da vida, é normal dormir com uma pitada de ansiedade a temperar o sono e acordar com a brisa da expectativa a soprar em seu rosto. Foi assim a véspera e o dia da primeira competição de fisiculturismo que B.E.V. participou. Como todo atleta em estreia competitiva, B.E.V. estava um pouco nervoso, mas confiante. Sabia que dera o melhor de si para estar naquele auditório lotado, com energia eletrizante. Assim que subiu ao palco, percebeu-se tão feliz que sentiu o tempo parar. A sensação de vitória prévia, de dever cumprido foi tão grande, que B.E.V. considerou-se, antes mesmo da comissão julgadora encaminhar os votos, um verdadeiro campeão.

Muitas pessoas que afirmaram com todas as letras, outrora, que ele não seria capaz, estavam lá, assistindo de perto. Desse momento em diante, passaram a respeitá-lo e o congratulariam, logo após o evento, por tanta evolução. B.E.V. não foi o campeão daquela noite. Levou o segundo lugar. Mas, todos que contemplaram o sorriso vencedor perceberam que isso não importava absolutamente nada. Ele conseguiu mostrar quão errados estavam todos os que duvidaram e quão certos, os poucos que apostaram em sua *performance*.

B.E.V. não pararia por ali. Quem experimentou a sensação do dever cumprido e do sonho realizado, como ele, naquela noite, vive sempre em busca de novos e desafiantes feitos. B.E.V. adquiriu uma vontade absurda de crescer e definiu que seria melhor a cada dia, em tudo que se propusesse a fazer.

Era o início, a noite que coroava uma longa jornada, o marco zero que transformaria B.E.V., um garoto que enfrentou a infelicidade e a obesidade grau 1, numa referência nacional em qualidade de vida, nutricionismo, treinamento e fisiculturismo.

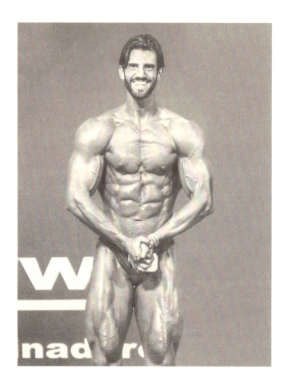

B.E.V.

Caros amigos, familiares, pacientes, alunos e leitores que acabaram de me conhecer, resumi a infância e o momento em que B.E.V. descobre o seu propósito de vida. Escolhi a abreviatura B.E.V. para o protagonista, que sou eu, e significa:

B = Bullying
E = Encarei
V = Venci

Logo no início do livro, fiz questão de apresentar esta pessoa que escreve a vocês com enorme carinho. Usei o pseudônimo B.E.V. para promover uma abordagem mais delicada acerca do tema *bullying*. Foi assim que teve início a trajetória que resultou numa das minhas maiores paixões: inspirar e ajudar pessoas a buscarem seus objetivos, seja por meio da alimentação ideal ou do exercício físico para melhorar a estética, a autoestima e a saúde. Eis a minha missão de vida. Em vez de listar os meus diplomas, preferi abrir o coração e mostrar que, até mesmo um garotinho obeso tem chances reais de encontrar plenitude. Tencionei passar um pouquinho de mim, para que se identifiquem com a história real e me conheçam melhor.

Muito obrigado por se dispor a ler o conteúdo que vou validar. Tenha a certeza de que a minha paixão será escrita, na íntegra, para inspirar e despertar a sua paixão. Afinal, conhecimento guardado embolora.

A minha dor de ontem pode ser a sua solução de hoje, pois nessa jornada, quanto mais sofri e aprendi, mais pude perceber que precisamos estar em constante aprendizagem e compartilhamento.

Convido você a viajar comigo pelos bastidores desse amplo universo que reúne alimentação equilibrada, treinamento físico diário, descanso adequado, dedicação e persistência para manter a mente forte e o corpo saudável, melhorar os hábitos e alcançar uma vida plena.

Como relatei, depois dos 12 anos, virei a chave para fazer tudo da melhor maneira possível. As lições que mudaram a minha vida e preencherão a obra, com certeza, serão narradas com o cuidado extremo de que sejam, de fato, úteis ao seu dia a dia.

PASSO DOIS, A MILHÃO:

A FORÇA

O sustentáculo do emagrecimento: alimentação, treino e descanso

A proposta desse sustentáculo do emagrecimento abrange os três fatores indissociáveis dos resultados sólidos, duradouros e de máxima eficiência. Além disso, facilita o objetivo com mínimos recursos.

Infelizmente, há quem acredite e divulgue a ideia de que apenas um desses fatores seja suficiente para atingir o físico desejado. Existe, também, quem se disponha a convencer alunos a alcançarem resultados em períodos curtos de tempo, como um mês, por exemplo. Saibam, meus amigos e amigas, uma das principais virtudes que podemos ter na vida é aquilo que costumo chamar de paciência ativa.

Paciência ativa é propor-se à ação de fazer o que deve ser feito e saber aguardar, com calma, o tempo certo para obter os resultados da colheita, assim como acontece com a árvore frutífera. Devemos ir por partes: cultivar a terra, plantar as sementes, irrigar o local e, por último, aguardar o tempo necessário da colheita.

A ação de plantar, a paciência de esperar e a celebração de colher sem desistir ou perder o controle do caminho; tudo isso leva a comemorar a vitória, mas requer aquilo que denomino, como a paciência ativa. O mais importante é a preparação e a jornada até o fruto, de modo que o resultado é mera fração de tudo o que foi feito para chegar ao topo.

Muitos eventos acontecem a nossa volta, relacionados à forma que vivemos o cotidiano e ao comportamento do dia a dia. Enquanto isso, algumas pessoas não se conhecem, não sabem lidar com as emoções e tampouco observam as mensagens que a sua saúde física tem sinalizado.

Os três fatores que explicarei, acredito, são fundamentais para atingir resultados rápidos, duradouros, fortes o suficiente para gerar mudanças eternas. Quando mantemos uma rotina, adquirimos um hábito. Ato contínuo, com hábitos saudáveis, desde que as questões psíquicas também estejam em ordem, nos distanciamos daquilo que é nocivo à saúde.

Faça o seguinte teste: separe 20 minutos do seu dia para uma atividade física. Por exemplo: caminhar, pedalar, pular corda, fazer flexões etc. Repita uma dessas atividades por, no mínimo, dias seguidos, sem falhar um dia sequer.

Após esse período, fará a atividade com maior motivação e, caso falhe em algum dos dias, sentirá falta daquilo que passou a ser um hábito de vida. Está lançado o desafio para que faça a experiência, pois exercitar-se é fácil e, difícil mesmo é manter o fluxo de exercícios (ou era difícil até hoje, já que agora você tem esta opção experimental).

A descoberta pertence ao doutor e cirurgião Maxwell Maltz, que observou um padrão em seus pacientes amputados. Eles demoravam 21 dias para se acostumarem à falta dos membros. Mesmo após a amputação, sentiam como se ainda tivessem aquela parte do corpo. Em seu livro Liberte sua personalidade: uma nova maneira de dar mais vida à sua vida, Dr. Maltz diz que "leva-se, no mínimo, 21 dias para aprender um novo hábito".

É lógico que algumas variáveis se interpõem nesses 21 dias, como dedicação, vontade de emplacar um novo hábito, grau de dificuldade e aquisição de novas habilidades que só teremos com a prática.

Uma ligação entre essa descoberta e o cotidiano esportivo das academias de ginástica facilita ver a direção dos estudos. A maior parte dos alunos desiste de frequentar a academia logo no primeiro mês. Por isso, reforço que, ao buscar uma atividade física orientada, deve-se quebrar a barreira dos 21 dias e permitir-se continuar com a mesma dedicação e foco, até que esse processo vire hábito e se atinja um estilo de vida saudável.

Outra questão importante que vou relatar é a clareza do objetivo. Ou seja, a necessidade de desenvolver a estratégia mentalmente prazerosa de se exercitar, em vez de fazer o que a maioria tem feito: interpretar a ação como tarefa chata. O ideal é sentir a sua fisiologia, mentalizar o momento em que atingirá o objetivo, antes mesmo de tê-lo atingido: como se sentirá ao olhar-se feliz no espelho; as pessoas a lhe

cumprimentar pela conquista e assim por diante.
Quando atendo os pacientes em meu consultório, trabalho de forma muito clara os objetivos de cada um. Após a avaliação muito detalhada, analisando medidas antropométricas, histórico físico de vida, biotipo corporal, crenças limitantes que impedem ou dificultam um cronograma de treino e nutrição, traço uma meta muito específica em cima do seu maior objetivo.

Ao paciente que relata o desejo de perder peso, eu o instigo a ser mais claro com o objetivo, pois essa é uma ideia muito ampla e vaga. Quero saber com mais precisão essa meta e, para isso, faço várias perguntas, direcionando esse paciente de forma mais direta. Por exemplo:

Quanto peso pretende perder?

Esse peso perdido será de músculo, gordura ou retenção de líquido?

Em quanto tempo iremos atingir?

Quais exercícios iremos usar para dar suporte ao processo?

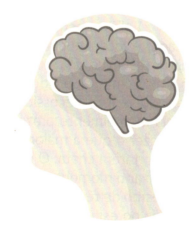

Esse é um dos principais segredos: fazer diversas e estratégicas perguntas, para deixar o objetivo menos nebuloso possível. No entanto, a última e mais importante de todas as perguntas para a reprogramação de metas deve ser feita de forma especial, para que o paciente reflita por um momento: "como você vai se sentir quando atingir esse objetivo?".

A pergunta provocará um estado momentâneo de prazer e realização pessoal, vai liberar certa dose de euforia e estimular alguns hormônios que causam prazer (adrenalina, dopamina, serotonina), mesmo que seja por alguns instantes. A mente enviará uma informação para a fisiologia, de forma que o seu corpo entenda que valerá a pena toda mudança de hábitos, preparando-o para algo novo, aumentando a motivação e a inspiração.

O que me deixa mais feliz ao fim de cada consulta são os *feedbacks* que recebo e, invariavelmente, relatam a motivação com a qual saem de cada encontro que temos. Muitos comentam da euforia após a reconsulta, o que é excelente, pois quanto mais doses de inspiração e adrenalina, melhor o resultado. Isso tudo faz toda a diferença, pois ao atingir de forma mais profunda as pessoas, percebo que elas se sentem capazes de realizar ou conquistar sua meta.

Após esse breve relato prático, passamos ao primeiro fator de extrema importância para atingir a qualidade de vida, saúde e resultados físicos, a famosa alimentação.

Alimentação

> Somos o resultado constante da diária soma alimentar a que nos propomos.

O conhecimento aprofundado sobre alimentação ainda não alcança numeroso grupo da população. As pessoas se baseiam em calorias ingeridas (kcal). Quando vivenciam regime, dieta e controle alimentar preocupam-se em cuidar da quantidade calórica que cada alimento apresenta, sem avaliar os nutrientes.

Um exemplo clássico é a opção por dois alimentos, um deles contendo 300kcal e o outro, 150kcal. A tendência é que se escolha a menor quantidade calórica.

Suponhamos que o alimento de 150kcal seja rico em gordura trans e açúcar refinado (simples), enquanto o alimento de 300kcal seja rico em fibras, proteínas e alto valor biológico (AVB). Será que se fez a escolha mais adequada para manter a qualidade na alimentação?

Pensar em calorias nos alimentos é o mesmo que pensar em peso na balança; nem sempre é o principal fator a relevar.

Atendo a pacientes constantemente preocupados com o peso corporal. É importante ressaltar fatores que influenciam o peso, como densidade óssea, massa gorda, massa muscular, retenção de líquido e peso visceral. Por isso, é fundamental fazer uma avaliação física, com o uso do adipômetro ou da bioimpedância, para avaliar a composição corporal da melhor forma possível.

Tenho certeza de que, ao apresentar à pessoa sua composição física, ela vai entender que se o peso na balança oscilar para cima, nem sempre será gordura adquirida. É nesse viés que ressalto para as mulheres, comumente, mais preocupadas com a representatividade da balança: muita calma quando forem se pesar, principalmente durante o início do programa de treino com peso.

Agora vamos conhecer dois personagens, irmãos gêmeos, Mauricio e Alexandre. Embora sejam, na obra, frutos de ficção, simbolizam exemplos bem recorrentes. Os dois têm o mesmo peso, idade e sexo. Fazem musculação e querem obter idêntico resultado de hipertrofia (aumento da massa muscular).

Mauricio é técnico em informática e trabalha sentado. Alexandre é carteiro e trabalha o tempo todo caminhando. Será que a ingestão calórica deles será igual? Como gêmeos, ambos têm o mesmo peso. Porém, um deles tem muita massa muscular e o outro, muita gordura corporal (sabemos que a densidade muscular é maior e que o tecido muscular é metabolicamente mais ativo).

Será que o metabolismo de Alexandre, cuja estrutura tem mais músculos, não precisará de uma adequação diferente na alimentação, se comparado a Mauricio, que tem mais tecido adiposo (gordura)?

Baseando-se neste exemplo, questiono-me: por que muitas pessoas ainda buscam receitas prontas e dietas mágicas em revistas de "saúde" ou *fitness*? Meus amiguinhos, se existisse receita de macarrão instantâneo ou milagres relacionados à estética, certamente nossa população não estaria com 60% de sobrepeso e, dentro desses números, mais de 20% em estado de obesidade.

A cada dia, a indústria alimentícia lança mais produtos *light*, *diet*, zero lactose, zero glúten, zero tudo; no entanto, o percentual continua a crescer. O que estaria a acontecer de errado?

Um breve passeio que recapitule os argumentos iniciais do passo um a milhão mostra o que precisamos saber. O que está errado é a falta de hábito, a dificuldade de persistência e a escassez de objetivos bem definidos.

As pessoas ainda querem o caminho mais fácil, das pílulas mágicas, cirurgias radicais, fórmulas e receitas milagrosas. Enquanto não pararem de buscar "o mais fácil", acredito, seriamente, que continuaremos a ter notícias dos altos índices de sobrepeso e obesidade.

Haverá um aumento absurdo de cirurgias bariátricas e, por falar nisso, estudos têm mostrado que muitos desses pacientes têm voltado a ganhar peso, pois não mudaram o principal, seu *mindset* (atitude ou modelo mental). Como nenhum de nós deseja que isso aconteça, é melhor partimos, imediatamente, para a segunda etapa da pirâmide, o treino...

Treino

"Somos a constância da prática de exercícios feitos de forma eficiente."

Pedro, aluno iniciante, procurou um treinador pessoal para começar o treino de musculação. Qual é a primeira pergunta que o treinador deveria elaborar sobre a adequação do treino de Pedro?

Opção 1: quantos quilos você faz no supino?
Opção 2: quantos quilos você tem?
Opção 3: qual exercício você mais gosta de fazer?
Opção 4: como está a sua alimentação?

Quem pensou na quarta alternativa está de parabéns. A alimentação é fundamental para planejar qualquer tipo de treino. De maneira alguma, um excelente treinador conseguirá ser preciso ao ajustar a periodização, se aquele aluno não adotar o máximo equilíbrio de nutrientes para suportar o treino. Em minha rotina de consultas, tenho percebido muitas pessoas que comem pouco para emagrecer e, por falta de nutrientes, se sentem fracas durante o treino. Isso se retrata diretamente na intensidade do treino. Outro grande problema que tenho acompanhado é o excesso de aeróbicos. Isto é, a pessoa está com excesso de peso e musculatura fraca. A consequência direta, diga-se, de alto preço a pagar, é uma lesão articular.

Galera, vamos refletir: se uma pessoa com sobrepeso ou obesidade nos procura para emagrecer, qual é a melhor atividade que ela pode fazer, para não ter sobrecarga ou impacto articular?

Sabe-se que ela está sedentária e com estrutura muscular fraca. Concordam que a musculação vai auxiliar tanto no emagrecimento, quanto no fortalecimento muscular, para que num segundo momento, possamos incluir um treino aeróbico que ajude na metabolização de gordura?

Vamos aprofundar. Durante os exercícios do treino de musculação intenso, gastamos boa quantidade de calorias. Porém, o melhor disso tudo é que após o término, mantemos em torno de 12 a 15 horas de gasto calórico, pois o organismo precisa de muitos recursos para repor o desgaste físico desse treino.

Já durante a atividade de corrida moderada, com certeza, podemos gastar mais calorias. E, nesse caso, após o término, ficamos apenas de uma a duas horas queimando calorias. Por isso, é crucial fortalecer a estrutura muscular dessa pessoa sedentária e com excesso de peso e, no futuro, combinar as duas atividades.

Vejam quão importante é saber manipular a periodização de treino, conectada com a elaboração nutricional. Por esse motivo, luto tanto pela união dessas duas áreas. Se houver sintonia entre o trabalho de nutricionistas e treinadores pessoais, com certeza seremos mais valorizados e respeitados, assim como se respeita a opinião médica. Esses créditos, muitas vezes, levam alguns médicos a supor que podem prescrever dieta e elaborar treinos.

Meus caros colegas de nutrição e educação física, vamos fazer parcerias e alinhar trabalhos, para que todos falem a mesma linguagem. Com certo desalento, o que tenho visto nas academias e consultórios é um profissional falando mal do trabalho do outro.

Voltando ao exemplo do aluno iniciante, Pedro, ele chega para treinar com o seu instrutor e, durante o treino, começa a se sentir fadigado, com hipoglicemia ou pressão baixa, por exemplo. O instrutor pede para ver a nova dieta que o nutricionista havia montado e avalia:

Refeição pré-treino: 1 uva passa, ½ castanha sem casca, 1 ponta de faca de margarina e uma lambida na maçã sem casca.

O instrutor fica enfurecido e afirma que o nutricionista não sabe nada de nutrição. Com todo o seu conhecimento em suplementação, incluí no pré-treino de Pedro alguns suplementos como *Waximaize* e BCAA. Com essa mudança, o aluno começa a treinar muito melhor e atinge resultados mais promissores. Ao voltar para a nova consulta, Pedro comenta com o nutricionista que o seu treinador indicou e incluiu alguns suplementos, pois estava se sentido mal para treinar. O nutricionista fica irritado, com toda razão.

— Pedro, onde o seu treinador fez nutrição? Acaso ele tem registro no CRN para estruturar dieta?

Começa uma guerra de ego, um profissional agride ao outro e, novamente, as especialidades caem no conceito de quem as procura. Por tendência, Pedro vai comentar com os amigos que não sabe mais o que fazer e no desabafo, alega que cada profissional diz uma coisa.

Acredito que muitos já passaram por isso ou ouviram histórias parecidas em seus consultórios e salas de treino. O paciente nos procura e fala que não sabe o que é certo ou errado, já que escuta várias versões.

O mais frustrante não é a briga frequente. Abre--se espaço para que apareça o oportunista conhecido como "João Bombadão" que, por utilizar excesso de hormônio anabólico e ter um físico, aparentemente, mais musculoso – leia-se inchado – se aproveita da oportunidade e se transforma, da noite para o dia, em nutricionista, treinador e médico.

É a velha história, "o exemplo arrasta". Como "João Bombadão" tem o corpo diferenciado, Pedro percebe isso e o procura para obter resultados parecidos. A partir daí, caso não seja bem orientado, Pedro seguirá ladeira abaixo, rumo ao famoso círculo vicioso dos hormônios.

Então, registro um convite aos leitores que são profissionais das áreas de nutrição e educação física. Vamos unir as nossas profissões e fazer delas uma referência para as pessoas. Lutar para reverter o quadro de sobrepeso e obesidade que assola os brasileiros. Atrair mais pessoas para atividades físicas e reverter o baixíssimo percentual que pratica exercícios orientados. Com esforço, admiração mútua e aliança, faltaria profissional de educação física para atender toda a demanda do Brasil.

A periodização de um treino, para garantir o alcance de melhores resultados, deve ser bem equilibrada, com algumas divisões que todos merecem conhecer e aplicar, envolvendo esforços de adaptação, resistência muscular, força e hipertrofia. Com o olhar direcionado para a evolução física e saudável, é pertinente investirmos um pequeno tempo e avaliar cada um deles.

Treino de adaptação

Com técnica e execução adequadas, é válido aprender a trabalhar a musculatura de forma mais consciente, definir a angulação certa dos aparelhos, alinhar a postura e, o principal, sem se lesionar. Assim feito, passará uma informação inicial "leve" e desprovida de traumas para a estrutura muscular, no sentido de que algo novo está por vir, sem adquirir aqueles processos inflamatórios ocasionados por treinos altamente intensos.

Treino de resistência muscular

Ideal para o aluno iniciar a reforma da consciência corporal, para aprender a executar de forma mais efetiva e assertiva os movimentos, diminuir as compensações musculares e evitar lesões ou desvios ocasionados pela postura inadequada. De forma consciente, é possível saber a finalidade de cada um dos movimentos. Ao saber quais músculos estão sendo trabalhados, obterá melhores ganhos e ativará melhor as fibras musculares, direcionando a correta informação neural para o músculo trabalhado.

Treino de força

Nesse momento da periodização, começamos a adequar a concentração entre mente e músculo. O crescimento da força só acontece com a concentração mental em determinado movimento, pois ao contrário do que muitos pensam, a força não está relacionada ao tamanho do músculo e essa fase é fundamental para começar a hipertrofia de maneira mais objetiva e precisa.

Treino de hipertrofia

Etapa mais complexa da periodização, prevê que se avalie cada ponto muscular, cada divisão de grupos musculares e que se adapte à dieta, de acordo com a periodização programada pelo treinador. Esse treino visa romper e recrutar o máximo de fibras musculares, até a falha concêntrica e excêntrica do movimento.

Vale refletir sobre um ponto importante nesse período: muitos frequentadores de academia acreditam que as famosas "4 séries de 15 repetições" fazem o músculo se definir ou, que "3 séries de 8 repetições fazem o músculo crescer".

Primeiramente, nosso músculo não é matemático, não fez faculdade de física e muito menos de química. Esse tecido age apenas sobre estímulos e cada estímulo tem sua eficiência e recrutamento de unidades motoras.

Portanto, meus amiguinhos, jamais falem que montaram um treino de hipertrofia ou treino de definição. Crucial para um programa que diminua a gordura corporal ou aumente a massa muscular é um fator: alimentação.

Dentro de um programa restrito de dieta, o treino pode até ser de menor intensidade, mas o volume também pode ser aumentado, pois a pessoa terá menor força para executar o exercício com tanta intensidade e será preciso adequação no treino, aumentando o volume para manter o gasto energético elevado sem comprometer a massa muscular, levando a uma proteólise (utilização de proteína para fonte e energia).

Vejo muitas pessoas puxarem peso no treino sem o mínimo de noção e nenhuma consciência corporal.

Aí vai a lição que deve ser levada para toda a vida: o correto é trabalhar o músculo e não o ego.

Adiante, com um treino bem executado e o alcance de grandes resultados, não há nenhum problema em sentir-se bem com o valor das conquistas. O problema é "alimentar o ego" antes de conseguir resultados e deixar "que a técnica garantidora da saúde passe fome".

Vou contar a história de dois personagens, Sovaco Assado e Frango Metido. E, dessa vez, exceto pelos nomes engraçados, não se trata de mera ficção para ilustrar ou exemplificar. Aconteceu mesmo e com certeza, vocês já presenciaram cenas parecidas.

Horário de pico na academia, pós-expediente, por volta de 20h. Entra, pomposa, a dupla, Sovaco Assado, apelido carinhoso ao jovem que se acha fortão e anda com os braços abertos, e Frango Metido, assim batizado pela característica marcante de se achar o maior entendedor de treinos, dietas e anabolizantes, de modo que caminha com o peitinho de frango estufado para frente.

Ambos se sentam no banco de supino e colocam mais peso do que suportam, 20kg de cada lado. Frango Metido puxa conversa e desafia:

— Vamos fazer umas oito repetições! – começa, ele mesmo, o movimento.

Ao completar a terceira repetição, já pede ajuda para Sovaco Assado, que fica fazendo força, quase uma remada alta, enquanto seu amigo faz a outra metade do movimento. Quem olha de longe, percebe duas crianças fazendo travessuras que talvez as machuquem. Isso não é treinar, é ridicularizar o esporte.

N.O.W. – Natureza da sabedoria

Alguns vídeos da época de Arnold Schwarzenegger mostram como eles, de fato, treinavam. Apesar de muitas técnicas erradas, o frequentador de academia estava presente para evoluir o físico com consciência e não para aparecer.

Em contraponto, cedo ou tarde, nossos amigos Sovaco e Frango terão lesões graves e nunca mais poderão obter resultados, pois foram mal informados. Seguiram algum vídeo equivocado ou acompanharam um atleta da moda.

Esgotamos, por meio de exemplos, técnicas, personagens e recursos, aquilo que se faz necessário entender para treinos eficientes e seguros. Agora, estamos prontos para o terceiro ponto primordial rumo aos merecidos resultados.

PASSO TRÊS, A MILHÃO:
DESCANSO

Atleta que ignora descanso é sério candidato a lesionar-se.

Somos a recuperação completa do organismo, durante o merecido sono. E, se temos essa consciência, precisamos entender, definitivamente, a divisão matemática da tríade:
- Alimentação;
- Treino;
- Descanso.

Se fosse possível separar em porcentagem de importância os três fatores, posso dizer que uma divisão justa é 33,3% alimentação, 33,3% treino e 33,3% descanso. Por outro lado, enquanto focamos separadamente, precisamos dedicar 100% a cada um deles para melhorar e alinhar os resultados, mantendo a constante evolução da saúde.

N.O.W. – Natureza da sabedoria

Dormir bem, nesse contexto, não é só um diferencial de treino, mas a certeza de que o programa de treino está fazendo bem.

O sono pode ser dividido em cinco fases.
1) Fase do sono leve;
2) Fase da maior parte do sono;
3) Primeira fase do sono profundo;
4) Segunda fase do sono profundo;
5) Fase dos sonhos, REM (*Rapid Eye Movement*).

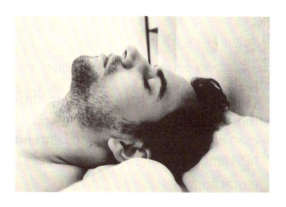

Durante o sono, passamos por esses estágios e o ciclo recomeça, depois de 90 a 110 minutos. A ação cerebral é variada e o corpo se movimenta em algumas etapas do sono, enquanto em outros momentos, ficamos estáticos.

Tais etapas podem estar ligadas com a saúde da memória, concentração, problemas, estresse, liberações hormonais etc. Vamos detalhar as fases, para entender melhor como funcionamos.

Fase 1

O sono é tão leve que podemos ser acordados facilmente. Entramos e saímos o tempo todo do descanso, antes de atingir a fase 2. Nossos olhos e todo o funcionamento do corpo desaceleram. Normalmente, pode ocorrer aquela sensação de espasmos da perna e outros músculos. Outras vezes, temos a impressão de cair em um buraco e acordamos, assustados. Investimos em torno de 5% do tempo de sono nesse período.

Fase 2

O movimento dos olhos e das ondas cerebrais desacelera, diminui a temperatura corporal e os músculos começam a relaxar. Em alguns momentos, pode haver intensa atividade cerebral, chamada "fusos do sono", em associação a espasmos musculares. Passamos 50% do tempo de sono nessa fase.

Fase 3

Inicia-se a primeira etapa do sono profundo, momento em que nosso corpo começa a regeneração celular e a liberação de alguns hormônios, como GH. As ondas cerebrais sofrem variações lentas ou rápidas e se torna mais difícil acordar.

Caso acorde, a pessoa pode se sentir fraca, desnorteada e com preguiça por alguns minutos, antes de recuperar a consciência completa. Tal sensação de preguiça pode explicar aquela certa dificuldade que muitos têm para treinar no período da manhã, alegando cansaço e pouca vontade de fazer atividades físicas. Ficamos por volta de 5% do tempo de sono nessa fase.

Fase 4

Considero um dos mais importantes momentos para a completa recuperação corporal e mental. O cérebro trabalha mais lentamente, em ondas delta que atuam fortemente na liberação de hormônios anabólicos às células, além de diminuir o cortisol que, em excesso, aumenta o risco de desenvolver problemas relacionados ao estresse.

Fora esses excelentes fatores, é nesse período que aumentam os sentidos de regeneração e recuperação celular, restaurando o corpo de lesões e ajudando a estabilizar a mente. As fases 3 e 4 são importantes para que a pessoa se sinta revigorada pela manhã, fazendo com que, dificilmente, ela acorde nesse período.

Vivemos um terço da vida dormindo, o que nos deixa com duas escolhas: desfrutar um excelente sono ou sofrer pela ausência dele.

Durante esses quatro estágios iniciais e decisivos para o descanso e o relaxamento, é liberada a secreção do hormônio do crescimento, necessário para as crianças e adolescentes.

Em outra análise, quando as pessoas apresentam problemas de insônia, via de regra, não passam da primeira fase e aquelas com má qualidade de sono, raramente completam o ciclo.

Fase REM

Melhor fase do sono, permite sonhar, sentir ou imaginar algo único, mágico, improvável ou, talvez, até real. É uma experiência que apenas você, leitor(a), sabe que já experimentou. Nesse período, a respiração torna-se mais acelerada, irregular e superficial, os olhos se movem rapidamente e os músculos se tornam inativos, além de aumentar a frequência cardíaca e a pressão arterial. Em algumas situações, principalmente na adolescência, os homens podem ter ereções e acordar de forma prazerosa, tamanha a liberação de hormônios nesse estágio do sono.

Uma noite de sono sem entrar nessa fase não significa má qualidade, mas é importante avaliar. Se você sonha pouco, pode ser sinal de algum problema de sono ou memória, salientando que uma noite de sono não é opção e sim obrigatoriedade, para quem busca qualidade de vida e emagrecimento.

> Quem não separar um período do dia para cuidar de si, em um futuro próximo, terá que contratar alguém para cuidar de sua saúde.

O que é possível aprender e concluir

> Você é o resultado direto daquilo que come, de como treina e quanto descansa.

Reitero que um resultado sólido seja para o emagrecimento, o aumento de massa muscular ou a qualidade de vida depende de que se tenha em mente os três fatores principais a seguir: alimentação, treino e descanso.

N.O.W. – Natureza da sabedoria

Devemos mostrar e criar uma filosofia de hábitos saudáveis, incorporando a alimentação, o treino e o descanso. Temos o dever de ensinar que não existe fórmula mágica ou pílula milagrosa. Existe, sim, muita dedicação, foco, persistência e, acima de tudo, paciência, pois nada é conquistado da noite para o dia e, certamente, tudo que se obtém sem esforço, vai embora fácil (razão pela qual muitos ficam sanfonando, ou seja, perdem peso e encontram, logo em seguida).

O maior sabor de um grande resultado não está na conquista, mas no caminho. Com essas ferramentas que transmiti, acredito que você já pode influenciar as pessoas e transmitir alguns princípios, sobretudo se atua como profissional da área de saúde. Não se esqueça: "sozinho, você vai mais rápido, junto você vai mais longe".

Vamos unir as profissões que se avizinham da área da saúde (nutrição, educação física, medicina e fisioterapia). Juntos, temos força e conhecimento para conduzir o cliente e o paciente ao encontro dos melhores resultados, ação que garante a todos esses setores, mais respeito diante do mercado e da sociedade.

> Treine com seriedade, alimente-se corretamente e recupere-se com o justo descanso do sono que a tudo regenera. Com essas etapas cumpridas, mantenha a mente concentrada e aproveite os resultados.

PASSO QUATRO, A MILHÃO:

AOS AMIGOS DE PROFISSÃO

A relação entre teoria e prática, segundo a perspectiva do treino

Vou começar pedindo que você reflita com seriedade sobre acumular e aplicar conhecimento:

> Domine toda a teoria possível. Porém, coloque em prática tudo o que aprender.

Já faz alguns anos que venho palestrando por várias regiões do Brasil, levando conhecimento na área da nutrição, educação física e desenvolvimento comportamental. Independentemente de qual for o assunto que me contratam para abordar, eu sempre destaco uma parte da palestra para o desenvolvimento pessoal na profissão.

Percebo que em todo o território nacional, os mesmos problemas, ou melhor, os mesmos desafios são enfrentados pelos profissionais da área da saúde.

N.O.W. - Natureza da sabedoria

Um dos desafios mais comuns é o constante conflito entre especialistas e pessoas sem formação acadêmica alguma, sendo que o membro desse segundo grupo se acha no direito de prescrever uma dieta ou um treino, apenas por ter um corpo saudável ou *fitness*. São blogueiros, atletas, subcelebridades, donos de canais da *Internet* com grande veiculação, entre outros que se aproveitam da fama e do poder de formar opinião, para ganhar um dinheirinho, prestando uma pseudo-consultoria.

Cabe a reflexão: se o nosso país tivesse apenas problemas éticos na política, com certeza não seria essa bagunça em todos os setores. Aliás, se existisse a matéria "ética", eu seria totalmente a favor de incluí-la nas escolas, logo nos primeiros anos de formação da criança.

Feita a reflexão, voltemos ao pensamento sobre esses aproveitadores. Analisando friamente a situação, percebo que a grande sacada do *marketing* extremamente forte desses aproveitadores consiste em colocar o próprio corpo como exemplo a ser seguido, com fotos nas redes sociais de antes e depois, mostrando que se eles conseguiram, "também irão fazer você conseguir".

Faço a seguinte pergunta: se o profissional formado na área da saúde, como nutricionista, educador físico e médico aprende todos os benefícios de uma alimentação equilibrada e domina, em detalhes, a informação sobre as consequências de uma vida sedentária, entre tantas outras informações fundamentais para a saúde, por que alguns profissionais que buscam sucesso na área não colocam em prática esse tamanho aprendizado, analisando a evolução do próprio corpo e da saúde?

Imagine, leitor, que você chega ao consultório de um nutricionista, com o objetivo de emagrecer e, ao se encontrar com tal profissional, percebe que ele está com sobrepeso. Ou, você vai à academia, todo disposto, para treinar na sala de musculação e ao conversar com o treinador, ele relata que não pratica esse exercício e apenas ensina como fazer. A credibilidade desse profissional será a mesma, se comparada a do outro profissional que mantém uma aparência saudável e tem como estilo de vida a prática do exercício que ensina na academia?

Acredito que esse seja o ponto que leva os blogueiros, atletas e subcelebridades a prestarem consultoria. De certa forma, eles se aproveitam de uma boa parte dessa fatia (e brecha) do mercado.

Pude aprender, em minha carreira como nutricionista e treinador, a importância da congruência de fazer o que fala, praticar o que ensina e realmente acreditar naquilo que se vende. Permita-me contar uma breve história que aconteceu na época em que eu ainda era só um acadêmico de nutrição.

Ingressando no curso de nutrição e já formado em educação física, eu preservava uma rotina de exercícios e me alimentava de forma equilibrada. Quando comecei a aprender os tantos detalhes do tema nutrição, cada novidade que aprendia, colocava em prática no próprio corpo.

Fui até motivo de risadas entre colegas e professores do curso, por levar marmitas com alimentos como batata, arroz, frango e ovos.

N.O.W. – Natureza da sabedoria

No intervalo da aula, vários colegas compravam suas refeições no bar da universidade, como bolo, bolacha recheada, refrigerante, pastel. Nada contra as escolhas deles. Cada um tem o resultado que merece, baseado em suas ações diárias.

O único ponto ao qual eu ficava preso e pensativo era o seguinte: meus colegas haviam acabado de deixar a sala de aula. Estudávamos uma matéria cujo núcleo da informação retratava quão nocivos eram esses alimentos industrializados para a saúde e, mesmo assim, eles se esbaldavam na cantina. Eu me perguntava: por quê?

O mais curioso é que riam de mim, o único que levava para o almoço alimentos de alta qualidade nutricional. A maioria dos meus colegas era do sexo feminino e, por incrível que pareça, várias delas estavam com excesso de peso e sedentárias. Ou seja, as pessoas que estudavam para gerar e manter a qualidade de vida do brasileiro não estavam "nem aí" para a própria saúde. Outra vez eu me perguntava: por quê?

Acredito que todas as escolhas que fizemos implicam em algum resultado. Nem certo, nem errado, só resultados. Beber refrigerante implica em algum resultado, não comer também; ler este livro implica em algum resultado, não ler também. Devem ser feitas, para e por você, as duas perguntas certas:

Qual é o resultado que você quer?

Quais caminhos seguir, para atingi-lo?

Existem muitas opções, podemos escolher a opção mais cômoda ou a que nos deixará próximos do objetivo. Qual é a sua escolha?

Você é dono do seu destino, você é dono da sua vida. Eu optei pela segunda, pois queria fazer a diferença na vida das pessoas que me procuravam e também fiz questão de experimentar essa diferença em minha vida.

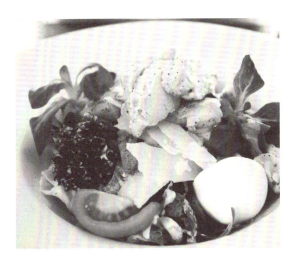

Lembro-me, como se fosse hoje, da emoção de começar a atender em meu consultório. Entre tantos clientes, tive o prazer de receber e atender muitas dessas minhas colegas que se formaram em nutrição e não estavam mais atuando na área.

E, adivinhe qual era um dos argumentos que elas mais utilizavam, para relatar o abandono da profissão? Se você pensou na dificuldade de conseguir clientes, acertou.

Posso dizer que isso me fez aprender muito sobre a importância de conhecer a teoria e colocar em prática o novo conhecimento. Eu levo comigo esse ensinamento: ninguém é piloto de avião apenas por ter lido

N.O.W. - Natureza da sabedoria

um manual. Não há um renomado cozinheiro que não tenha praticado a receita exaustivamente. E, tampouco, um brilhante médico cirurgião poderá atuar com maestria antes de praticar.

Meu amigo nutricionista ou treinador, lembre-se: quer alcançar o sucesso em sua profissão? Pratique o que sabe, teste em você os novos conhecimentos. Já dizia o sábio: "não importa o que sabe, mas o que se faz com aquilo que sabe".

Ofereço uma reflexão sobre aquilo que fiz em minha vida e que trouxe muitos resultados positivos. Se você me perguntar sobre o sucesso que fiz na área, resumiria da seguinte maneira:

Carrego o conhecimento da minha profissão no próprio corpo. Sou congruente com o que falo, dou exemplo com a prática e sou ético com a teoria.

PASSO CINCO, A MILHÃO:

EQUILÍBRIO DA VIDA

Os quatro pilares capazes de sustentar a vida que você merece

Quero propor a você o principal elemento dos treinos bem-sucedidos, o equilíbrio. Minha proposta consiste em quatro pilares fundamentais para sustentar uma vida leve, plena e com significado. Envolve fatores relacionados à saúde, família, felicidade, espiritualidade, diversão e muitos outros que descreverei. Por meio de uma analogia, vamos entender melhor.

Imagine a roda de uma carroça composta por quatro aros. Se estiverem completamente ligados à borda da roda, esses aros a deixarão mais forte, para que possa rolar sem quebrar. Cada aro representa um dos quatro pilares responsáveis por manter o equilíbrio da roda.

Se um deles estiver desalinhado ou incompleto, a roda pode quebrar a qualquer momento, perdendo o fluxo de rodagem. O mesmo acontece com o equilíbrio da vida, que é dividido por quatro fatores: pessoal, qualidade de vida, relacionamento e profissional.

Sugiro um breve mergulho em cada uma delas, com o objetivo de entender a receita básica para qualquer proposta de equilíbrio: complementar o que falta e abdicar daquilo que sobra.

Pessoal

É um pilar relacionado com as questões de autoconhecimento, desenvolvimento intelectual, equilíbrio emocional, saúde e disposição. Note-se que o desenvolvimento intelectual é o mestre natural do equilíbrio, pois é necessário expandir o conhecimento, aprofundar-se, a cada dia, em novos assuntos, obter experiências e recursos que decerto serão usados em determinadas situações.

Já o equilíbrio emocional diz respeito a maneira que reagimos a certos fatos do dia a dia. A inteligência emocional precisa ser trabalhada, para facilitar a compreensão desses fatos com os quais lidamos. Temos quatro emoções primitivas e principais: raiva, tristeza, medo e alegria, cada qual com a sua importância e fraqueza. Quem sabe trabalhar bem o equilíbrio dessas emoções, com certeza, é mais saudável e evita algo bem pior: a cada dia cresce o número de pessoas depressivas e ansiosas. Muitas doenças ligadas ao universo emocional se desenvolvem quando a inteligência emocional está em desuso.

Manter saúde e disposição também faz parte do aspecto pessoal. Sabe-se que sem saúde, compromete-se o grande potencial de realizar objetivos com perfeição. Como o corpo é nosso templo, cuide bem dele para ter vitalidade e energia, pois uma das virtudes dos campeões é energia, principalmente para manter a disposição em todas atividades organizadas, ao longo do dia, que é bem aproveitada pelos dispostos e parece curto demais aos apáticos.

Qualidade de vida

Eis o pilar que sustenta elementos como espiritualidade, felicidade, plenitude, criatividade e diversão. Independentemente da religião de cada ser humano, é fundamental trabalhar a espiritualidade. Existem três quocientes de inteligência:

✓ QI – inteligência cognitiva, voltada ao raciocínio lógico e matemático;

✓ QE – inteligência emocional, estratégica para sentir e agir;

✓ QS – inteligência espiritual, lado criativo e pensante, no sentido de saber o verdadeiro valor e significado da vida.

Precisamos desenvolver momentos de plenitude que tragam felicidade, além de assumir ações que nos façam senti-las, como gratidão, orgulho das conquistas pessoais e amor ao próximo. Ao fechar os olhos e lembrar, por um ou dois minutos, de algo que mereça sua gratidão, algo de que tenha orgulho ou de uma pessoa que ame muito, será fácil constatar como tudo muda e quão bem se sentirá.

Caso queira fazer isso agora, pause a leitura e experimente. Parece mágica: basta pensar nesses prazerosos momentos ou nas pessoas mais importantes de nossa vida e, instantaneamente, uma boa sensação nos invade.

Muitas técnicas de meditação facilitam o alcance desses sentimentos que liberam boa quantidade de hormônios favoráveis e proporcionam importantes momentos de reflexão. E creia, não há medicamento que gere o efeito positivo de uma breve meditação.

Concluindo a questão da qualidade de vida, precisamos aumentar a criatividade e a diversão. Essa última produz hormônios do bem-estar, como dopamina, serotonina e endorfina, deixando o corpo em êxtase total. Quero deixar uma dica simples para as pessoas que vivem altamente estressadas com a jornada intensa e a pressão do trabalho: reserve algumas horas para diversão, sem se preocupar ou se importar com nada, apenas se divertir, seja uma ida ao cinema, ao parque, ao circo, brincar de *Barbie* com a filha, jogar *videogame* ou, até mesmo, relembrar as brincadeiras de criança, sem jamais se esquecer de injetar o máximo da criatividade. Fazendo assim, terá aproveitado e explorado o potencial do cérebro, ferramenta perfeita que comanda tudo.

Relacionamento

O equilíbrio da vida passa por esse ponto sob as perspectivas da nossa vida social, familiar e amorosa. O maior desafio é escutar com o coração.

Será que você está ouvindo, na essência, as pessoas a sua volta, aquelas que se importam contigo, com suas conquistas e desafios; amigos importantes para você, que já fizeram ou ainda fazem parte da sua história? Se fosse possível classificar por grau de importância os fatores do equilíbrio da vida, diria que esse estaria no topo para atingir grandes momentos de felicidade. Três necessidades básicas do ser humano são: ser notado, reconhecido e amado. E quem melhor para nos garantir isso, se não os nossos pais, amigos e amores?

Deixe-me contar outra breve história que minha mãe sempre narra, em reuniões de família como natal, ano novo e aniversários. Ainda criança, muito novo, inexperiente em relacionamentos e amores, eu não entendia uma frase dela:

"Família é a base de tudo".

Hoje, após me conhecer melhor, viver experiências novas, ser pai, conhecer a vida de outras pessoas, pude compreender. Tudo está relacionado a pai e mãe. Traumas, crenças, educação, sucesso. A maior vivência pessoal foi dada em nossa criação, então muito do que seremos no futuro, tem por estrutura presente a família.

Ao avaliar as próprias atitudes, considere cada palavra, cada ação positiva dos pais, responsáveis por você ser único e insubstituível. Por mais que algumas atitudes deles pareçam ruins, fizeram o melhor, de acordo com o conhecimento e as ferramentas que tinham para educar. Se tiver algo a ser perdoado, perdoe. Se houver algo a ser dito, diga. Futuramente, pode ser muito tarde. E, além disso, garanto que se sentirá muito melhor e mais leve.

N.O.W. - Natureza da sabedoria

Profissional

Esse ponto é um dos mais preocupantes, principalmente entre as pessoas que estão iniciando no mercado, às vezes desprovidas de clareza no objetivo ou de um propósito inabalável para doar-se, dedicar-se, ao máximo, profissionalmente e atingir o sucesso na carreira.

O fator profissional se divide em realizações e propósitos, recursos financeiros e contribuição social. Identificar a vocação profissional não é um trabalho fácil, ainda mais se a pessoa decide de maneira simplista, escolhendo a profissão com o pensamento voltado para o lado financeiro.

"Ser educador físico dá dinheiro."

"Vou fazer concurso e ganhar estabilidade."

"Adoraria estudar nutrição, mas dizem que quem faz morre de fome."

Essas crenças equivocadas impedem que se desenvolva o potencial, o talento que deve ser identificado e direcionado à área que prefira, para que seja profissional completo(a) e, acima de tudo, ame o trabalho. Uso uma frase que criei há algum tempo:

> Faça de seu trabalho um prazer e, assim, você não morrerá de trabalhar.

Quem acha o propósito e se realiza na profissão sente que tudo fica tão leve e perfeito, que até desconhece a fadiga, o estresse e jamais "enjoa" da escolha feita.

Recursos financeiros são fundamentais para as condições que proporcionam todos os outros pontos vistos, mas tenho absoluta certeza; executado com amor, algo que faça vibrar, algo lá de dentro, mais forte do que qualquer noite em claro, qualquer dor no corpo por tanta dedicação, qualquer diversão deixada de lado por algumas horas a mais de foco. Pensando a agindo dessa maneira, o retorno financeiro vai acontecer.

A energia deve ser investida sempre nos momentos certos. Para sermos plenos e completos, precisamos de algo profundo. Se o universo o presenteou pela dedicação, cabe agora retribuir da melhor forma possível, por meio da contribuição social, da ajuda a outras pessoas (e, de certa forma, se ajudará também). É incrível; quanto mais ajudamos ao próximo, mais evoluímos e crescemos. Observados e cumpridos todos esses pontos, o fator profissional estará completo e, certamente, a felicidade estará, a cada dia, mais presente em seus momentos.

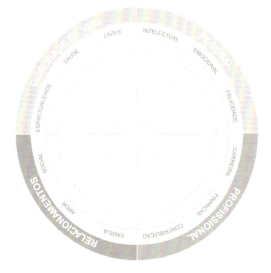

N.O.W. - Natureza da sabedoria

Como vimos, esse quarteto a se observar e praticar é o sustentáculo, o satélite pelo qual há de orbitar o equilíbrio de nossa vida.

Quem consegue ajustar os quatro fatores atinge grandes conquistas, cresce na carreira, cumpre os objetivos e ajuda a um número maior de pessoas. Caso você se esqueça da totalidade do conteúdo, procure lembrar-se da resumida e valiosa lição que Clari de Fatima Bottega nos deixou neste trecho: "família é a base de tudo".

Mamãe estava, está e, enquanto acreditar nisso, continuará certa.

PASSO SEIS, A MILHÃO:
O PODER DA "PONTE AO FUTURO"

Uma poderosa ferramenta para realizar sonhos

No decorrer de minha jornada como nutricionista e treinador físico, percebi que as pessoas começavam um programa alimentar e uma estratégia de treino. Com o passar das semanas, desistiam do objetivo e abandonavam o projeto. Na época, bem me lembro, eu não entendia o motivo maior, a causa. As pessoas inventavam algumas desculpas padronizadas.

"Estou sem tempo!" E ficava em casa, sem fazer nada.

"Estou sem dinheiro!" E gastava em festas caríssimas.

"Estou sem vontade de fazer!" E se permitia vencer pela preguiça.

Comecei a perceber que a maior parte gostaria de se manter na linha, com hábitos saudáveis. Porém, o órgão

N.O.W. - Natureza da sabedoria

mais importante do corpo era mantido destreinado, sem foco e a inteligência emocional não estava sendo usada para superar desafios. Sendo o cérebro, literalmente, o órgão dominante do corpo em que se instala e de todas as decisões, percebi que precisava despertar outras questões para manter os alunos e clientes focados.

O cérebro tem vontade própria e, em muitas situações, seja para assumir uma responsabilidade ou comemorar algo, assume o comando do corpo, ainda que uma pequena parte queira o contrário. Vamos a um exemplo.

Um desafio muito grande surgiu no caminho de Paulinho: palestrar para 300 pessoas sobre um tema que dominava. Diante do novo, do receio de não ser aprovado, o cérebro de Paulinho começou a enviar mensagens protecionistas e limitantes.

"Nem tente, pois você não está preparado!"

"Pode avisar que está fora. Isso não é para você!"

Com estes e outros pensamentos fracos, o corpo de Paulinho sentirá a ansiedade, a pressão. O medo criado pelo cérebro pode fazê-lo desistir.

Vamos supor que Paulinho conseguiu vencer estes medos, mesmo contrariando os pensamentos. Depois de finalizar a palestra com êxito, ainda com uma parcela do medo anterior pulsante, o cérebro pode se comunicar da seguinte forma:

"Tinha certeza que seria fácil!"

"Isso qualquer um conseguiria fazer!"

Como qualquer ser humano, a tendência de Paulinho é não comemorar, por conta da forma que a sua mente comunicou a situação antes e depois. Aqui fica uma dica "ao estilo a milhão": comemore, vibre, faça uma festa após cada conquista que achar importante. Celebrar é a garantia de que conseguirá quebrar o padrão pessimista e evoluir, sempre com vontade que alcançar montanhas mais altas.

Nossa espécie é considerada a mais racional e inteligente da Terra, certo? Veja esta situação. Quando começamos um programa alimentar ou uma estratégia nutricional, nos deparamos com várias tentações, como festas infantis, restaurantes e aniversários. Nesses locais, normalmente são servidos alimentos pouco saudáveis, que não fazem parte do programa alimentar.

Porém, a vontade do cérebro é retomar os hábitos antigos e se alimentar de maneira errada. O desejo vai crescendo, a pessoa não resiste e "prova". A sensação de prazer liberada pelo cérebro logo na primeira mordida é enorme, quase irresistível. Então, ela come mais um pouco, até perder o controle. E vai devorando tudo, com voracidade.

Vamos pensar na natureza e relacionar os fatos. Se colocarmos um passarinho na gaiola e jogarmos um pedaço de carne, por mais fome que tenha, ele não vai se alimentar, pois sabe que não faz parte de sua alimentação e digestão. Por intuição, a ave percebe que irá prejudicá--lo. Em outro extremo, podemos enjaular um leão e servir uma bandeja de alpiste. O felino sequer vai cheirar o grão que não está de acordo com os seus hábitos alimentares.

N.O.W. - Natureza da sabedoria

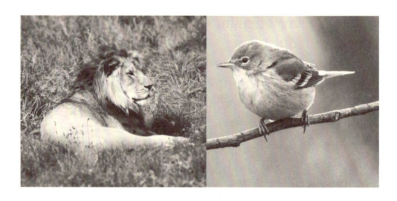

Agora, os seres mais evoluídos que habitam a Terra, cientes de que certos alimentos não fazem bem para o corpo (*junk food*) comem e, ainda pior, gostam muito de comê-lo, mesmo sabendo que estão "construindo" doenças por meio da alimentação errada.

Algumas pessoas chegam a casos extremos, e mesmo com alguma doença grave já em curso, continuam comendo o alimento que irá de certa forma, matá-la. Isso me remete ao início do capítulo. O que faz a pessoa não ter determinação para se regrar e saber como é importante manter hábitos saudáveis? Com a minha experiência prática, e segundo alguns estudos, o principal motivo está no cérebro, responsável por comandar todas as decisões.

Um estudo com os maiores atletas campeões do mundo revelou que o cérebro é o maior responsável pelo sucesso ou fracasso desses atletas. O mesmo serve para atletas amadores e praticantes de exercício em geral. Uma das estratégias deles é descrever seus objetivos com clareza de informação, sobre o que precisa ser feito e as estratégias que servirão de suporte para atingir o resultado. Vamos imaginar, por exemplo, a conversa entre o aluno Rodolfo e o seu treinador que, por sinal, tem consciência disso.

— Treinador, eu me matriculei porque quero perder peso.

— Rodolfo, querer já é bom, mas não basta. Você precisa ser mais claro.

— Quanto peso gostaria de eliminar?

— Quero estabelecer como objetivo a perda de 8kg.

— E quanto de gordura você gostaria de perder nesses 8kg? – insiste o treinador.

— Pensei em retirar 6kg disso aqui. – responde Rodolfo, apertando os próprios pneuzinhos da gordura localizada.

— Compreendo. E em quanto tempo você gostaria de atingir esse resultado?

— Que tal 90 dias? – propõe, confiante, o aluno.

— Combinado. Agora que você tem o objetivo bem claro, específico, peço que o deixe disponível em algum lugar que possa ver todos os dias, para mentalizar, relembrar o tempo todo e pagar o justo preço do esforço.

Assim combinaram. O treinador criou o programa de treino, as regras de alimentação e descanso. Rodolfo alcançou o objetivo.

Repare que o treinador fez Rodolfo contemplar um cenário a construir. Ou seja, gerou ao aluno uma ponte ao futuro.

N.O.W. - Natureza da sabedoria

De volta ao estudo há pouco mencionado, outro ponto especulado é "se e quanto" a pessoa está pronta para lidar com perdas e frustrações. Concluiu-se que entre todos os pesquisados, persistência e resiliência acompanharam o processo de busca pelo objetivo, ou seja, a lição dos atletas é: manter a continuidade e a força para se levantar, independentemente das circunstâncias, frustrações, tristezas e obstáculos.

Qualquer jornada prevê pedras pelo caminho e cabe a cada um escolher se essas pedras têm o poder de derrubar ou ajudar na construção do império, lembrando que é impossível tropeçar em montanhas, mas é comum que as pequenas pedras nos derrubem. Uma ferramenta forte para lidar com frustrações é saber usar a meditação *mindfullness* (estar presente e focado em todos os momentos).

O estudo conferiu, também, o comportamento comum entre esses atletas de alta *performance*, no sentido de modelar pessoas ou atletas de sucesso, se inspirar e até se aproximar para aprender com os melhores.

Isso prova que o meio influencia as nossas conquistas e, não por acaso, somos a média das cinco pessoas com quem mais convivemos. Basicamente, o percentual da influência nos resultados voltados ao ambiente é de 20%, enquanto o DNA exerce os outros 30% de influência, com alcance da genética herdada por nossos ancestrais até a 5ª geração.

E veja que interessante: os outros 50% dos resultados se originam e dependem dos hábitos que seguimos durante a vida toda. Logo, por mais que se herde alguns genes, com muito trabalho e mudança de hábito, é possível evoluir em todos os pontos.

Por último e mais importante dentre todas as ferramentas que os atletas usavam, destaque inquestionável para a simples e poderosa visualização de futuro. Por exemplo: se o plano é aumentar o salário, visualize isso mentalmente, imagine como se sentiria ao receber uma promoção, acompanhada de um ganho salarial. Se o objetivo é fazer uma viagem para outro país, visualize como seria, quem lhe acompanharia e imagine alguns momentos que aconteceriam. É a chance mental de viver o futuro no presente.

Por nossa mente trabalhar muito, meditação não é algo fácil, requer treinamento e disciplina. É como andar de carro. Primeiro, precisamos pensar na troca das marchas, soltar a embreagem devagar e ir acelerando aos poucos. Tempos depois, com prática constante, apenas dirigimos sem pensar em detalhes. O mesmo acontece com todas as situações novas que exigem prática. Após realmente focar e treinar a meditação, praticando a visão de futuro, podem ter certeza, meus amiguinhos, algo mágico vai acontecer.

Vivenciei várias dessas mágicas em minhas meditações e revelo uma das que mais me marcou, a principal delas, que resultou em um dos momentos mais importantes de minha vida: o valoroso momento de ser pai.

PASSO SETE, A MILHÃO:

IDADE CRONOLÓGICA X IDADE BIOLÓGICA
ENVELHECER – RENOVAR – REJUVENESCER

Éverton Bottega

Um dos objetivos que traço com os meus pacientes é alinhar uma estratégia nutricional e um programa de treino que consiga equilibrar as melhoras estéticas (aumento da massa muscular, diminuição de gordura, simetria) e qualidade de vida (perfil lipídico, pressão arterial, glicemia, liberação hormonal). Além desses objetivos, conseguimos também otimizar o rejuvenescimento (sim, isso mesmo que você leu). Alguns pacientes chegam ao meu consultório com o status de sedentarismo e péssimos hábitos de vida. Assim que modifico alguns detalhes fundamentais, com atenção para a alimentação, o exercício físico e o sono, melhoras impressionantes são obtidas em sua idade biológica, ou seja, apesar de passarem os anos, a aparência física ganha um viço, rejuvenesce. E como uma espécie de ganho paralelo, sua fisiologia muda em todos os aspectos, de modo que se sentem mais dispostos para cumprir atividades que antes os deixavam extremamente cansados.

N.O.W. – Natureza da sabedoria

Literalmente, o paciente vai se sentindo, aos poucos, com o vigor dos tempos de adolescência.

Muitas pessoas afirmam ter o sonho de chegar aos 90 anos e cada uma delas precisa responder uma pergunta que sempre faço:

"De que maneira você quer chegar aos 90 anos? Precisando de alguém para cuidar de você ou com total controle da saúde mental e física?"

Uma das maiores buscas da ciência é achar ou criar uma maneira para retardar o envelhecimento. Todos os dias, são lançados cosméticos milagrosos, complementos nutricionais, vitaminas mágicas, fórmulas que prometem o rejuvenescimento, promovendo deixar a pele renovada, aumentar a massa muscular, diminuir os cabelos brancos e até mesmo aumentar o apetite sexual.

Acredito que muitos desses produtos tenham certa eficácia em sua utilização, apresentando até comprovação científica. Porém, existe um detalhe que gosto muito de citar em minhas consultas e palestras:

"Antes de usar qualquer componente ou composto para ajudar em seu objetivo, primeiramente comece fazendo o básico".

> Se sua saúde estiver voltada ao que tomar, cuidado, pois deveria estar voltada ao que fazer.

Um exemplo vivo que explica essa minha teoria: as pessoas que investem dinheiro em cremes redutores de rugas, mas não bebem o mínimo de água ao dia, ignorando o principal nutriente para deixar a pele mais hidratada e com menos rugas. Outro exemplo muito comum é a utilização de produtos para diminuir a flacidez, que aumenta com o passar dos anos, dada a diminuição de massa magra, chamada de proteólise, aumentando a flacidez e diminuindo os tônus musculares.

Sem sombra de dúvidas, um programa de musculação bem elaborado irá deixar a musculatura muito mais firme, diminuindo o processo de flacidez e retardando, ainda, a diminuição natural do músculo. Poderia citar vários outros investimentos superficiais, utilizados de forma precipitada. A lista parece não ter fim. Esses investimentos estão relacionados a promessas milagrosas que certos produtos promovem, utilizando propagandas apelativas.

"Atinja o seu resultado sem fazer esforço, com menor tempo possível."

Tentador, não?

O pior de tudo é que esse tipo de propaganda vende muito, principalmente para as pessoas leigas que absorvem esse fantasioso mínimo esforço como se fosse uma possibilidade real, deixando de lado todo o conhecimento dos profissionais de educação física ou nutrição, e perdendo a oportunidade de seguir o melhor caminho.

Eu sou um exemplo vivo. Fiz parte do cardume na rede de pesca, deixada pela turma de *marketing*. Vou contar uma breve experiência, relacionada com a vontade de obter resultados fáceis. Por ocasião da pré-adolescência, buscando desesperadamente mudar o aspecto físico, como comentei no trecho inicial, acabei investindo dez meses de mesada em um aparelho que dava "choquinhos" na barriga, prometendo deixar o abdômen definido (sim, pasme, eu realmente gastei dez meses de mesada para comprar esse aparelho).

O mais engraçado de tudo isso é que junto ao aparelho "milagroso" vinha um manual de como deve ser feita a alimentação durante os meses de uso (quase um cardápio). Eu não estava interessado nesse manual, até por que, na época, queria resultados comendo as mesmas coisas de sempre (facilidade e comodismo).

O manual desse aparelho relatava a prioridade de fazer um exercício físico todos os dias, além de sua utilização em dez minutos, por três vezes ao dia. Agora me diga você: será que o aparelho poderia causar algum efeito, ou as sugestões de alimentos, ou ainda a sugestão de exercício físico faria alguma diferença nos resultados? Se esse aparelho fosse assim tão mágico, por que era preciso fazer dieta e ainda se exercitar?

Como muitas pessoas, eu apenas usei o aparelho por vários meses, seguindo a recomendação, porém não mudei nada na alimentação e muito menos aderi aos exercícios físicos. Resumo da ópera, torrei dinheiro e perdi meu precioso tempo, além de ver, frustrado, o meu objetivo se distanciando.

Acreditar que o resultado viria, enquanto assistia à televisão e tomava choques na barriga foi, eu reconheço, uma grande ingenuidade. O aprendizado dessa experiência é simples: pague o preço do objetivo, invista a máxima dedicação no caminho certo e, em vez de esperar por um milagre, faça o milagre acontecer.

Existem inúmeros produtos voltados ao antienvelhecimento, tanto na parte de complementos e suplementos alimentares, quanto na área de medicamentos. O que importa saber é se cabe a utilização de alguns desses recursos para incluir ao dia a dia, servindo como mero auxiliar no processo de antienvelhecimento.

Vou contar uma novidade para você e, caso faça parte da área da saúde ou busque informações com frequência, talvez até tenha ouvido algo a respeito: a estimativa de vida até o século XVIII: de 30 a 35 anos. No século XXI, é de 75 anos ou mais. Portanto, o número de pessoas acima de 60 anos tem aumentado.

Para chegar aos 75 com qualidade de vida e livre de doenças, precisamos ajustar dois pontos voltados ao metabolismo.

1º Reduzir o desgaste dos sistemas celular, fisiológico e bioquímico. Alguns causadores desse desgaste são: cigarro, excesso de álcool, insônia, estresse, depressão, obesidade e sedentarismo;

2º Aumentar o mecanismo de reparo celular, ou seja, a melhoria funcional do organismo, por meio da regeneração e da renovação celular.

O grande destaque de várias funções celulares vai para o nosso DNA. Na parte final da formação do nosso cromossomo, na ponta do DNA, temos o telômero, cuja função é estabilizar o DNA e fazer algumas leituras celulares, extremamente importantes para o bom funcionamento bioquímico e fisiológico do corpo.

A cada duplicação celular, o telômero sofre um encurtamento. Com o passar do tempo, perde a sua capacidade funcional e a célula morre, acelerando o envelhecimento. Porém, temos uma enzima chamada telomerase, com a função de manter o telômero menos curto a cada duplicação, estimulando, de forma eficiente, a vida útil do telômero.

De todo esse processo celular do organismo, o principal está na enzima telomerase, que responde aos estímulos externos, ativando ainda mais a capacidade fisiológica, aumentando a vida útil e atrasando o envelhecimento celular.

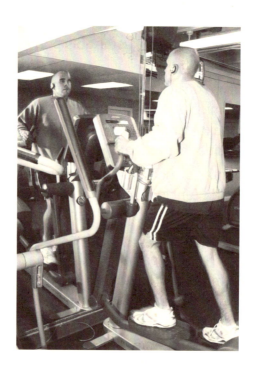

Agora, veja como grandes conquistas exigem cuidados simples: os três maiores estímulos para diminuir o envelhecimento celular são, nada mais e nada menos: nutrição adequada, exercício físico regular e qualidade de sono. Perceba que esses três fatores aparecem, constantemente, em diversos assuntos do livro, exigindo sua atenção para uma vida saudável e longeva.

Esses seriam os maiores segredos que eu poderia deixar registrado aqui, para ajudar as pessoas que buscam rejuvenescer e envelhecer com qualidade de vida. Invista tempo e dinheiro nesses três pontos. O retorno é garantido!

Outros dois pontos que têm sido muito estudados e mostram comprovação no processo de ativação da telomerase são: a meditação e a qualidade dos relacionamentos, duas estratégias que também ajudam a retardar o envelhecimento precoce das células. Simples e baratas. Concorda?

Já os vilões responsáveis pelo processo inverso, ou seja, envelhecer rapidamente, estão entre as doenças mais comuns, como a hipertensão, a obesidade e o diabetes. Outra vez, portanto, os péssimos hábitos em excesso, como o cigarro, o álcool e o sedentarismo aparecem como protagonistas dessas doenças.

Acredito que, em um futuro próximo, nossa estimativa de vida passe dos 100 anos, e sem margem para dúvidas, o que vai diferenciar as pessoas que irão atingir essa idade com qualidade de vida, saúde mental e física: seus hábitos de vida desde a concepção.

N.O.W. – Natureza da sabedoria

Faça a sua escolha agora, e não deixe para um amanhã que talvez não exista. O nosso tempo é a moeda mais valiosa e a pessoa mais especial para você, é você. Acuse-me de ter dito um clichê, mas não posso ser acusado por deixar de dizer: insisto que você deve investir na moeda mais valiosa, o tempo; e na pessoa mais especial, você.

PASSO OITO, A MILHÃO:

OS DEZ MANDAMENTOS DA NUTRIÇÃO EQUILIBRADA, DO TREINAMENTO FÍSICO DE QUALIDADE E DO DESCANSO ADEQUADO

A escolher: guerreiros ou medianos?

Qual você escolhe ser? É claro que existem muitas teorias e incontáveis estudos que apontam para perfis bem mais detalhados, mas nesse momento, com tantas soluções oferecidas para que você tenha uma boa vida e um bom treino, eu quero mesmo é te instigar a refletir sobre esses dois extremos que, em verdade, não são assim tão distantes.

De início, deixo claro: a quem decide ser mediano, não há nenhum problema, desde que se lembre; em relação ao que decidimos, não existem erros, mas resultados.

As pessoas guerreiras, de frente com um problema, o transformam em desafio, o encaram como um obstáculo a ser superado para aumentar o aprendizado. Em contrapartida, as pessoas medianas, sempre que avistam um

N.O.W. - Natureza da sabedoria

pequeno problema, se desesperam ou ficam paralisadas, literalmente sem sair do lugar, como a rocha na montanha, que cria limo, pelo tempo em que está ali, parada.

As guerreiras não conseguem se manter estagnadas, sem dar, no mínimo, um pequeno passo. Muitas vezes, podem dar até um pequeno passo para trás, a fim de pegar impulso e atingir o próximo nível de suas conquistas.

As medianas, além de se manterem paradas, de alguma forma tentam influenciar outras pessoas a se manterem ao seu lado, sem fazer nada de diferente.

Talvez essa seja a forma de se sentirem mais úteis. E uma vez exitosas, conseguem puxar ou atrasar outras pessoas que estão em busca de sua glória, até o início da jornada.

As pessoas que fazem a diferença vivem sob a filosofia aprendida com os grandes guerreiros: "se não tivermos caminho, abriremos um", puxando para cima e ajudando todos a sua volta. Para elas, é de extrema importância o convívio com as cinco pessoas ao seu lado, pois são cientes de que somos a média dessas cinco e, assim, preferem ter as pessoas certas ao seu lado, que estão com o mesmo foco e determinação, em busca do alcance de níveis mais elevados.

As pessoas que inventam desculpas se preocupam apenas com elas mesmas, pouco se importando com a vitória dos amigos. As vitoriosas saem o tempo todo da zona de conforto, sabem que esse local não é para os vencedores e que, no lugar de esperar o milagre, é preciso fazê-lo acontecer. Os guerreiros, literalmente, fazem esse milagre acontecer, acreditam, lutam e buscam, incansavelmente, todos os seus sonhos.

O outro grupo se mantém comparando ou depreciando a si e aos outros, achando que tudo e todos estão contra eles. Às vezes, tentam se esforçar em prol dos seus objetivos, mas tão logo percebem que nada acontece da noite para o dia, desistem e voltam ao status anterior.

Pessoas de sucesso acham oportunidades disfarçadas ou escondidas pelo fracasso, ou encontram uma forma de aprender e fazer novos planos, de ter uma ação mais precisa e tentar, tantas quantas vezes forem necessárias. Sabem que não existe atalhos para o sucesso, sua natureza as faz pensar em desistir, mas seguem, se mantêm em luta contra a voz interior que tenta, de todas as formas, lhes tirar da jornada, da batalha até atingir os sonhos.

As pessoas de medianas pensam que todos os exitosos tiveram sorte ou nasceram em um ambiente favorável para conseguir os objetivos. Colocam tantas crenças limitantes em suas mentes, que acham difícil qualquer situação que as deixe desconfortáveis. Desmotivar quem está na batalha passa a ser um sórdido prazer (não por que sejam más, mas muitas vezes fazem isso de forma imperceptível, como mera força do hábito).

Nosso mundo está cheio de pessoas medianas, outras com intenções duvidosas. E num caminho talvez irreversível, várias pessoas estão, a cada dia, mais doentes, seja pela saúde física ou mental.

Nunca se usou tanto medicamento antidepressivo para melhorar o humor. Antigamente, bastava conversar com bons amigos ou sentir o amor familiar. Há algumas poucas décadas, ninguém jamais falava em tomar produtos para perder peso. Ao contrário, nossa brava gente

N.O.W. – Natureza da sabedoria

brasileira deveria se movimentar, lutar para diminuir esses excessos, em vez de usar pílulas mágicas que prometem atingir objetivos e, no fundo, acabam com a saúde.

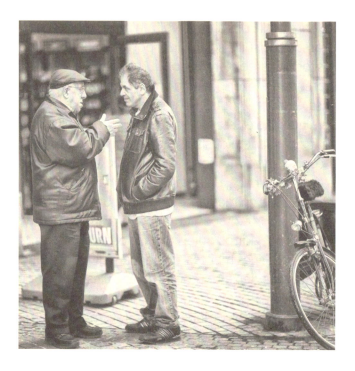

O imediatismo, a impaciência, a vontade de nascer de outra forma, em outra família ou lugar, tomou tamanha proporção, que as pessoas têm ficado infelizes. Por incrível que pareça, estamos na era do entretenimento e da comunicação. Nunca se teve tantos recursos para a diversão e tamanha facilidade para se comunicar ou estar próximo de pessoas queridas, mesmo a quilômetros de distância.

Quando iremos tomar consciência e começar a mudar, reavaliar nossos pontos de melhorias? Já dizia o profeta "conheça a ti mesmo". Será que estamos sabendo fazer isso e lidar conosco? Será que conhecemos mesmo a pessoa que está na frente deste livro, lendo este trecho? Quais são os seus pontos de melhoria, as suas frustrações? Quais são os seus pontos fortes, as suas vitórias? São perguntas cujas respostas você não deve a mim, como autor, mas a si, como ser humano em busca de crescimento.

Que tipo de pessoa você acredita ser? Que tipo de pessoa você realmente tem sido? E que tipo de pessoa você sempre sonhou ou ainda sonha se tornar? Acredite, se houver alguma discordância entre as repostas, há tempo para mudar tudo e começar de novo, desde que deixe esse, que para você é um indesejável lugar, e lute para estar aonde deseja.

E chega de "bronca" (prefiro que interprete como "sacadas", mas entenderei se você encarar como um puxãozinho de orelha). Na última etapa, vou presenteá-lo com soluções, para que alcance a qualidade de vida, a longevidade e a felicidade que merece, a começar pela nutrição, sem a qual nada somos.

Os dez mandamentos da nutrição equilibrada

1 – Conheça as propriedades dos alimentos que ingere e saiba quais são as principais fontes de macronutrientes dos alimentos: carboidrato, proteína e lipídeos;

N.O.W. - Natureza da sabedoria

2 – Desenvolva o hábito de ler o rótulo dos alimentos e identifique a composição dos ingredientes usados na preparação;

3 – Coma os alimentos e pense, primeiramente, em nutrir o corpo, e não apenas em agradar ao paladar. Há quem se alimente pensando só no sabor de cada alimento que, muitas vezes, são péssimos para o funcionamento do organismo;

4 – Perceba como se sente após finalizar cada refeição. Esse "diagnóstico" simples e eficaz também é uma excelente forma de autoconhecimento, pois muitas pessoas comem demais, ficam cansadas e preguiçosas, mas nem imaginam que a coisa toda pode estar relacionada aos alimentos escolhidos;

5 – Utilize uma estratégia nutricional mais adequada para a sua rotina e estilo de vida. Cada pessoa carrega peculiaridades e, por isso, a individualidade biológica é muito importante;

6 – Organize diariamente a rotina de alimentação. Não seja vítima do imprevisto na hora das refeições e evite comer qualquer porcaria que vier pela frente. Pense em algo relevante: comer é tão importante quanto respirar;

7 – Nunca fique sem beber água. Nosso organismo é formado por 70% desse precioso líquido. Hidratar-se, por isso, é questão de sobrevivência. Repare que muitos dizem: "eu tomo um ou dois copos de água por dia". Jamais compre essa ideia como correta e, se possível, procure influenciar a pessoa que faz isso a rever os seus conceitos. Se conseguir, com certeza você vai salvar uma vida;

8 – Evite ao máximo produtos muito industrializados. A conta é bem simples: quanto mais processado for o alimento ingerido, pior será a qualidade de sua alimentação;

9 – Sempre que buscar resultados estéticos, modifique a estratégia nutricional, ao menos a cada 12 semanas;

10 – Consulte sempre com um profissional registrado no Conselho de Nutrição para ajudar, da melhor forma, em todos esses mandamentos.

Os dez mandamentos do treinamento físico de qualidade

1 – Sempre que iniciar qualquer programa de exercícios físicos, escolha fazer algo que tenha mais afinidade ou prazer. No lugar de considerar aquela estratégia "se a minha amiga faz essa modalidade, deve ser legal", lembre-se que cada corpo é um universo repleto de peculiaridades;

2 – Antes de iniciar determinada modalidade ou exercício físico, faça uma aula experimental. Conheça o básico sobre a modalidade escolhida, pesquise, faça perguntas ao treinador e esgote suas dúvidas sem constrangimento;

3 – A técnica de execução em cada exercício sempre será mais importante que fazer de qualquer forma. Assuma a postura adequada, aceite as correções de execução que o treinador apontar e faça o devido alinhamento muscular;

4 – Exercite sempre o seu físico e nunca o seu ego. Muitas pessoas frequentam algum centro esportivo para treinar o ego, mas se esquecem de treinar o corpo. O resultado disso começa por lesões e termina na desistência do programa;

5 – Perceba como o corpo responde ao finalizar cada seção de exercício físico. Entender o corpo e suas respostas físicas também é uma excelente forma de autoconhecimento. Vários alunos sequer sabem o que foi trabalhado durante os treinos;

6 – Faça uma avaliação física antes de cada programa de exercício, para comparar cada evolução. Cada pessoa responde diferente aos estímulos do treino, por isso a individualidade biológica é fundamental;

7 – Encare o exercício físico como a mais importante reunião agendada que você tem consigo. Antes de iniciar os exercícios concentre-se em si, reserve cinco minutos para mentalizar como será o seu treino do dia;

8 – Nunca faça exercícios físicos se estiver com muita sede. É um sintoma, um indicativo que não deixa dúvidas: se o corpo está com sede, já está desidratado;

9 – Faça periodizações semanais ou mensais, e nunca repita o mesmo exercício físico em curtos intervalos. A adaptação do nosso corpo é rápida, por isso devemos estimulá-lo de formas diferentes);

10 – Antes de iniciar qualquer exercício, consulte um educador físico, para ajudar, da melhor forma, em todos esses mandamentos.

Os dez mandamentos do descanso adequado

1 – Perceba quais atividades o deixam mais agitado antes de dormir;

2 – Não utilize nenhum eletrônico 30 minutos antes de se deitar;

3 – Mantenha uma média de sono que alcance de seis a oito horas diárias;

4 – Evite deixar qualquer eletrônico conectado à energia, próximo de você;

5 – Mantenha o ambiente que irá dormir o mais escuro possível;

6 – Faça uma meditação de cinco minutos antes de se deitar. Isso vai diminuir a frequência e facilitar o sono profundo;

7 – Restando uma hora para se deitar, procure não fazer exercícios físicos intensos;

8 – Utilize colchão e travesseiro de máxima qualidade;

9 – Restando duas horas para se deitar, não ingira muito líquido;

10 – Ao se deitar, agradeça por mais um dia de vida, pois o próximo será ainda melhor.

Presente especial para você que chegou ao fim

Durante a jornada de mudança de *mindset*, aprendi e pratiquei alguns exercícios que tive o prazer de conhecer em cursos e palestras pelo Brasil. Dentre tantas ferramentas que pude aperfeiçoar colocando em prática, quero deixar três registradas.

Na verdade, quero oferecer a você, leitor(a), que parou e investiu um tempo de sua vida (o tempo é a moeda mais valiosa que temos) para ler a obra que escrevi com tanto amor, seriedade e sinceridade. Vou descrever essas ferramentas, com a ideia de fazer você aumentar a energia mental, liberar hormônios que irão mudar o estado fisiológico, aumentar a autoestima e, definitivamente, gerar mais poder para enfrentar desafios ou medos.

São três exercícios que devem ser repetidos por um tempo mínimo de 21 dias, sem falhar um dia sequer. E caso não realize algum dia, você deve começar a contagem novamente do zero.

Pratiquei esses exercícios e usei quando começava alguma preparação para competição, minutos antes de entrar em alguma palestra ou até mesmo em momentos que me sentia com baixa energia ou desvalorizado. Com a prática e o tempo, bastava fechar os olhos e me lembrar do exercício, para que automaticamente o corpo liberasse a sensação tão prazerosa e já memorizada (tanto pelo cérebro, como pelo corpo, pois ambos têm excelente memória).

Seria algo como pilotar um carro: nas primeiras vezes, parecemos confusos e indecisos e, com a prática, aperfeiçoamos e dirigimos com facilidade. Tenho certeza, pois pratiquei este presente que ofereço; o mesmo vai se repetir contigo, quando praticá-lo. Boa sorte!

Exercício 1 - Superhero

Tenha o poder, seja forte e assuma a postura de um verdadeiro super-herói: o exercício é um dos meus favoritos e o repito até hoje, sempre que acordo e me olho no espelho. A ideia é a mudança de perspectiva, pois ao acordar, estamos saindo de um estado de repouso e, muitas vezes, com certa sonolência ou preguiça. Para quebrar esse estado, precisamos liberar alguns hormônios que irão aumentar a adrenalina.

Ao acordar, se posicione na frente do espelho de seu banheiro ou de seu quarto, faça uma pose que lhe permita sentir-se com poder, como as poses de super-heróis (por isso o nome desse exercício, eu faço a pose do super-homem). É muito importante que, durante a pose, você se mantenha, o tempo todo, sorrindo. Fique se olhando ao menos por dois minutos. Analise cada detalhe e, com os pensamentos, procure qualidades em você, que podem ser externas (exemplo: que olhos lindos ou que abdômen definido você tem) ou internas (exemplo: como você é inteligente ou como você é focado).

Após avaliar algumas das suas várias qualidades, selecione as três com as quais mais se identificou. E as diga, com convicção, para você mesmo, em primeira pessoa, olhando nos seus olhos por meio do espelho, usando sua energia e realmente sentindo aquilo que diz, mudando o estado de sua fisiologia. Fale com muita convicção e sinta de verdade que o elogio faz parte da sua essência.

Fale com um tom de voz firme, confiante, por três vezes, cada uma das três qualidades. Ao finalizar essa etapa, é hora de se parabenizar e agradecer aos elogios. Cruze os braços, colocando a mão direita no ombro esquerdo e a mão esquerda no ombro direito, como se estivesse se dando um abraço. Levante a cabeça e agradeça aos elogios, sentindo cada um deles; e fale em voz alta: "Eu mereço e concordo com tudo que você me disse!" Essa ferramenta é baseada em um estudo feito pela psicóloga Amy Cuddy, na Universidade de Harvard. Ela avaliou algumas pessoas que paravam na posição de super-homem ou mulher maravilha. Analisou a liberação de testosterona e a diminuição do cortisol, entre outros fatores. A composição hormonal daqueles que foram submetidos ao teste foi positivamente alterada.

Resta saber o seguinte: você se dispõe a investigar seus poderes (qualidades) ou vai ouvir seu lado crítico e supor que isso "é besteira"?

Exercício 2 - O poder da gratidão

A gratidão tem um poder tão grande em nossa fisiologia, que aumenta os níveis de energia de forma extremamente rápida e duradoura. Quando a sentimos de verdade, com o coração, imediatamente o organismo responde, liberando extraordinárias sensações de êxtase, alterando o sistema hormonal, que tem alto poder de influência em nossa energia diária.

Essa ferramenta será utilizada dez minutos antes de você se deitar para dormir. A ideia é limpar a mente de pensamentos negativos do dia, diminuir a ansiedade dos compromissos do próximo dia e deixar o corpo completo de energia, para uma noite de sono perfeita.

Você vai mentalizar três coisas pelas quais sentiu gratidão, nesse dia que se passou. Não é necessário que sejam conquistas extraordinárias, mas algo que aconteceu e que, no momento, você não pôde desfrutar a gratidão. Por exemplo, digamos que tenha reparado na lua cheia, linda e imponente, mas o celular acabou tocando e não pôde curtir aquele momento de sensação única.

Ou, em outra percepção, pode demonstrar a gratidão pelo simples fato de poder respirar com tranquilidade, todas as manhãs, ao acordar. Selecione momentos que geraram gratidão verdadeira. Sempre que se lembrar, feche os olhos, reviva e sinta esse momento, porém com a sensação de gratidão que na ocasião, não foi sentida e externada.

O corpo e a mente entram em harmonia e, definitivamente, relaxam com essas sensações liberadas pela gratidão do dia. Agora, desafio você a praticar a gratidão por 21 dias seguidos, antes de dormir. Pode ter certeza que o seu sono nunca mais será o mesmo, os pesadelos vão dar lugar aos bons sonhos e você não vai mais acordar com aquela terrível sensação de cansaço.

Exercício 3 – A declaração

Toda declaração é feita para ser internalizada, de forma que se torne quase um mantra. Deve estar sempre com você, dentro da carteira, no celular ou na agenda. O importante é ter acesso a qualquer momento. A ideia desse exercício é declarar três vezes ao dia esse texto, internalizando e sentindo cada palavra pronunciada.

N.O.W. - Natureza da sabedoria

Além das três repetições que manterão o hábito de pronunciar, esta declaração pode ser usada após alguma ocasião em que a pessoa sinta um pouco de tristeza, desmotivação ou angústia.

Precisamos manter uma certa postura ao pronunciar a declaração, criando uma espécie de âncora (memória definitiva) com o próprio corpo. A âncora, para a Programação Neurolinguística, é um movimento ou sinal que você pratica e, ao repetir apenas o movimento, a mente já identifica e libera as sensações que você tem ao se colocar na mesma posição ou fazer o mesmo sinal.

Podemos aumentar o poder dessa âncora selecionando alguma música especial que faça você liberar a emoção, a energia ou a adrenalina, aquela música poderosa que traz impacto ao seu coração.

Para resumir essa questão da âncora, não vá fazer esse exercício deitadão no sofá, com desdém. Faça-o cheio de vigor, meu amigo, leitor, e, quando puder, fique em pé, encha os pulmões de ar, respire profundamente três vezes, coloque a mão direita sobre o peito e comece a ler a declaração a seguir, em voz alta, sentindo o poder de cada palavra:

"Neste momento, estou completamente comprometido. Vou encontrar minha verdadeira essência e ser protagonista da própria história. Se alguma interferência me tirar do caminho, serei guiado por minha luz, de energia tão grande como uma máquina, com o poder máximo de iluminação. Sou um ser de luz, com milhões e milhões de *watts*, com o propósito de fazer a diferença nesse mundo e deixar o meu legado, a minha marca na história da humanidade".

E assim eu me despeço. Espero que todo o esforço por mim empreendido desperte o melhor que existe em você.

Entre em contato comigo e opine, critique, compartilhe o que as soluções do livro trouxeram de percepções para a sua vida.

Se você deseja uma empresa composta por pessoas saudáveis, dispostas e orientadas pela qualidade de vida, me procure e irei até vocês ministrar uma palestra, consultoria ou treinamento. E, no plano pessoal, se você entende que precisa da minha orientação para nutrir-se à luz da excelência e treinar com a estratégia dos campeões, da mesma maneira, será um prazer recebê-lo.

Mantenha-se sempre a milhão, igual a uma máquina de energia!!!

ÉVERTON BOTTEGA

Graduado em Educação Física e Nutrição. Especialista em Administração e *Marketing* Esportivo, é Professor de Pós-Graduação em Fisiculturismo e *Fitness*. Campeão de Fisiculturismo na categoria "Clássico". Consultor científico e palestrante, por meio da empresa de suplementos *Atlhetica Nutrition*. Formado em *Coaching* e *Mentoring* pelo IBC e em Treinamento Comportamental pelo IFT. CEO da Academia Unidade do Corpo. Atende profissionais e empresários que procuram pela verdadeira qualidade de vida, orientada por um programa de treino específico e alimentos nutritivos, em vez de privações e escolhas equivocadas.

 www.evertonbottega.com.br

 @evertonbottega

 @evertonbottega

 everton@unidadedocorpo.com

 (51) 99341-1384